"十四五"河南省重点出版物出版规划项目

河南省科学技术协会科普出版资助·科普中原书系

人体与健康保卫战

总主编 章静波 钱晓菁

人体健康的守护者
——免疫力

陈慧 章静波 著

U0341836

郑州大学出版社

大象出版社

图书在版编目（CIP）数据

人体健康的守护者：免疫力／陈慧，章静波著. — 郑州：郑州大学出版社：大象出版社，2022.8
（人体与健康保卫战／章静波，钱晓菁总主编）
ISBN 978-7-5645-8636-2

Ⅰ．①人…　Ⅱ．①陈…②章…　Ⅲ．①免疫学－青少年读物
Ⅳ．①R392-49

中国版本图书馆 CIP 数据核字（2022）第 064623 号

人体健康的守护者——免疫力
RENTI JIANKANG DE SHOUHUZHE——MIANYILI

策划编辑	李海涛　杨秦予	封面设计	苏永生
责任编辑	陈文静　李晓媚	版式设计	王莉娟
责任校对	吕笑娟	责任监制	凌　青　李瑞卿

出版发行	郑州大学出版社　大象出版社	地　　址	郑州市大学路 40 号（450052）
出版人	孙保营	网　　址	http://www.zzup.cn
经　销	全国新华书店	发行电话	0371-66966070
印　刷	河南文华印务有限公司		
开　本	787 mm×1 092 mm　1 / 16		
印　张	10	字　数	160 千字
版　次	2022 年 8 月第 1 版	印　次	2022 年 8 月第 1 次印刷

| 书　号 | ISBN 978-7-5645-8636-2 | 定　价 | 63.00 元 |

主编简介

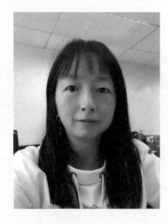

　　中国医学科学院基础医学研究所免疫学系副研究员,美国宾夕法尼亚大学病原与实验医学系访问学者。本科就读于北京师范大学生命科学学院,博士就读于北京协和医学院基础学院免疫学系。主要研究方向是固有免疫样的γδT细胞的抗肿瘤免疫机制及肿瘤免疫治疗。

陈慧

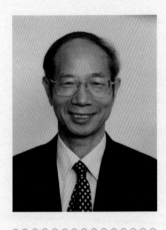

章静波

中国医学科学院基础医学研究所细胞生物室教授，研究员，博士生导师，享受国务院政府津贴专家，中华医学会肿瘤学会委员和医学细胞生物学会副主任委员，第四届中国科普作家协会医药委员会副主任委员。主持完成国家自然科学基金多项。章静波教授与同事成功地建立起我国第一株人食管癌细胞系并进行了一系列肿瘤细胞生物学特性研究，荣获国家科技进步奖二等奖；近年来的研究证明了兔网织红细胞中存在着某种因子，这种因子可抑制肿瘤细胞的生长，此项工作获卫生部科技成果二等奖。章静波教授从国外引进人精子与金黄地鼠卵体外受精技术，同时又改良了人精子单倍体染色体的制作方法，获中国医学科学院科技成果奖，于1986年获国家计生委科研医疗攻关成果二等奖。章静波教授长期从事细胞生物学研究与教学，已培养硕士生10名，医学博士10余名。在国内外发表科技论文60余篇，出版专著30余部，主编有《分子细胞生物学》《组织和细胞培养技术》《胚胎发育与肿瘤》《细胞生物学实用方法与技术》《干细胞》《英汉汉英分子细胞生物学词汇》《简明干细胞生物学》等专著。

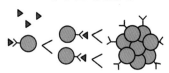

内容提要

　　该书为"人体与健康保卫战"丛书其中的一个分册，以讲故事的方式、用活泼有趣的语言，从历史上人们与天花病毒搏斗的故事切入，讲述疫苗、抗体、免疫细胞、免疫应答和免疫系统相关疾病等五个方面，向青少年读者介绍机体的免疫系统和免疫学知识。

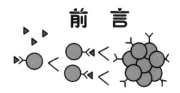

同学们好！大家一定对正在肆虐中国大地的这场新型冠状病毒肺炎疫情印象深刻——一个叫作新型冠状病毒的东西把神州大地搅得天翻地覆，也拉长了春节假期。现在，疫情还在蔓延。这场新型冠状病毒肺炎疫情让"免疫力"这个词再一次在网络上引起人们的广泛关注。那么大家对免疫力有着怎样的理解呢？下面，让我们一起开启了解免疫力的奥秘之旅吧！

免疫学是一门古老的科学，它起源于人们对流行病的认识，已经是当今生命科学及现代医学的前沿阵地之一。一方面，人们越来越觉得免疫学知识包罗万象、发展日新月异；另一方面，真正学免疫学的人又觉得免疫学知识错综复杂、晦涩难懂。本书用活泼有趣的语言和讲故事的方式，从历史上人们与天花病毒搏斗的故事出发，从疫苗、抗体、免疫细胞、免疫应答、免疫防控等方面，向大家介绍免疫学的基本内容，并带领大家认识五花八门的病原体，以及免疫防控在这些传染病中的神奇作用。

在免疫学的发展历史上，用接种牛痘的方法来对抗天花是一项划时代的医学发明与成就，也是免疫学得以开创的重要标志。后来，疫苗在人类对抗传染病的过程中发挥了重要的作用，这种方法一直沿用到现在。免疫器官（骨髓、胸腺、脾脏、淋巴结等）、免疫细胞（淋巴细胞、吞噬细胞等）和免疫活性物质（抗体、淋巴因子、溶酶菌等）构成了人体内的免疫系统，是捍卫人体健康的坚固"长城"。那么，病原体会引起哪些传染病？免疫系统是怎样与入侵的外源病原体战斗的？抗体是怎样发挥作用的？不同的免疫细胞是怎样识别"非己"的？这些都能在本书中找到答案。

"长风破浪会有时，直挂云帆济沧海。"你们准备好了吗？让我们一起出发，带着自己的问题和对人体免疫系统的好奇，去书中寻找答案吧。

作者

2019 年 12 月 21 日

目 录

第一章
从传染病开始的免疫学

▼

大家知道吗？被史学家称为"人类历史上最大的种族屠杀"事件，并不是在战争中靠枪炮实现的，而是靠无声无息的传染病导致的。15世纪末，当欧洲人第一次踏上美洲大陆时，这里居住着约3 000万印第安人；而100年后，印第安人的人口数量就只剩下不到100万了。欧洲殖民者把天花患者用过的毯子送给了印第安人，于是，美洲大陆天花肆虐，而由欧洲传来的腮腺炎、麻疹、霍乱、淋病和黄热病等也接踵而至……

在人类历史上，天花导致的死亡人数惊人。18世纪，欧洲天花蔓延，几千万人因此丧命。根据科学家估计，从1900年到2000年这100年里，全世界仍有3亿～5亿人死于天花。

人们普遍认为天花接种是整个免疫学的开端，所以天花的历史显然是免疫学发展中不可或缺的一部分。英国医生詹纳发明的牛痘接种法为人类战胜天花做出了伟大的贡献。

▶ 一、天花是什么

你可能要问了，天花是什么花？我怎么没见过？天花也像桃花、荷花一样美吗？

天花可不是花，它是由天花病毒引起的一种传染性较强的急性发疹性疾病。感染天花的患者痊愈后身上会有因脓疱疹干缩结痂、痂皮脱落遗留下的永久麻斑（图1-1），天花也因此而得名。

天花病毒有高度传染性，它主要通过吸入飞沫或直接接触而传染。没有患过天花的人，不分男女老幼（包括新生儿），均能感染天花。感染天花的人刚开始会感觉身体有点发冷，就好像感冒一样；然后皮肤上开始长出一个个小痘痘，小痘痘很快就长满全身；过不了多久，

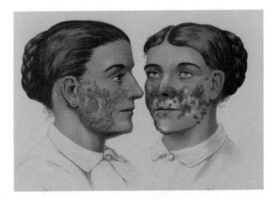

图1-1　天花患者痊愈后的麻斑

小痘痘就会变成脓包，而且患者还会发热、呕吐。每四名天花感染者中就会有一人因为严重的并发症而死亡。而没有死去的感染者，脓疱疹形成后两三天会逐渐干缩，结成厚痂，大约一个月后痂皮开始脱落，患者痊愈。但患者即使痊愈，在他们的身上也会永远留下丑陋的麻斑。

▶ 二、历史上的天花到底有多可怕

人们从法老拉美西斯五世的木乃伊上发现，早在距今三千多年前的古埃及

就有类似天花的痘痕。而在我国晋代时，著名药学家葛洪在《肘后备急方》

中记载,天花起自东汉光武帝建武年间。这是我国也是世界上最早关于天花的记载。

天花在人类历史上曾经像死神一样,让人惊恐战栗。若干世纪以来,天花的广泛流行让人谈"花"色变。相传,曾经不可一世的古罗马帝国就是因为天花肆虐,无法遏制,以致国威日蹙。公元9世纪时欧洲天花甚为猖獗。天花在来自塞纳河流域的入侵法国巴黎的诺曼人中间突然流行起来。这让诺曼人的首领惊慌失措,也使那些在战场上久经厮杀、不知恐惧的士兵毛骨悚然。残忍的首领为了不让天花传播开来殃及自己,下令杀掉所有天花患者及所有看护患者的人。

即便如此,天花照样泛滥。

我国清代的康熙皇帝与天花也有着"不解之缘"。他在两岁时感染了天花病毒,所幸有乳母的悉心照料,才活了下来,只是脸上多了些麻子。他的父亲顺治帝就死于天花,年仅24岁。康熙就是因为感染过天花,被认为最不容易夭折,因而才被顺治选为皇位继承人。除此之外,法国国王路易十四、路易十五和英格兰女王玛丽二世都曾感染过天花。

天花就像"吞噬死亡的魔兽",并不会放过任何人,它无情地入侵宫廷、入侵农舍,入侵任何民族和部落,不论身份、年龄与性别,都逃脱不了天花的侵袭。

▶ 三、人们是怎样与天花搏斗的

在欧洲,为了阻止天花的流行,人们往往会杀掉所有天花患者及所有看护患者的人。这种残酷无情的手段,在当时被认为是可能扑灭天花流行的唯一可行的办法。

与西方相比,我国很早就重视对天花的治疗。人们发现,已经得过天花并痊愈的人就不会再得天花了,于是将得过天花的人的痘痂(人痘)用在健康人的身上,以预防天花。我国宋代就有用

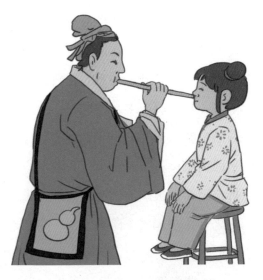

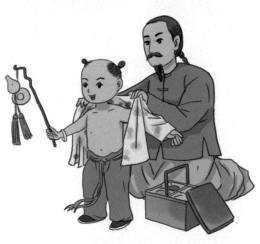

图 1-2　我国古代采用人痘接种法预防天花

人痘接种治疗天花的记载，到了明代，便正式发明了人痘接种术。清初医学家张璐在《医通》中综述了痘浆、旱苗、痘衣等多种预防天花的方法。其具体方法是：用棉花蘸取天花患者痘疮浆液，塞入接种儿童鼻孔中；或将天花患者痘痂取下、研细，用银管吹入儿童鼻孔内；或将沾有疱浆的患者内衣脱下，穿于健康儿童身上（图 1-2）。

尽管古代社会缺乏对天花的科学认识，但人们却也摸索出了"以毒攻毒"的方法来与天花斗争。我国的人痘接种法经过丝绸之路西传至欧亚各国；又经过海上丝绸之路东传至朝鲜、日本及东南亚地区。然而，因为人痘中有活的天花病毒，所以人痘接种法预防天花虽然有效，但也有感染天花的风险，这也在一定程度上限制了人痘接种法的广泛应用。

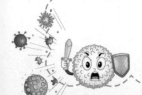

▶ 四、詹纳医生发现了什么

1823 年 1 月 26 日，一位 73 岁的英国医学博士安然病故在伯克利的寓所里。这位乡村医生出身的医学博士的墓碑上刻着这样一句足以涵盖他一生伟大贡献的话：向母亲、孩子和人民的恩人致敬！他正是人类医学史上里程碑式的人物：爱德华·詹纳（Edward Jenner，1749—1823 年）（图 1-3）。他身后数百年的荣耀，都来自一桩他奋斗终生的事业：攻克天花。

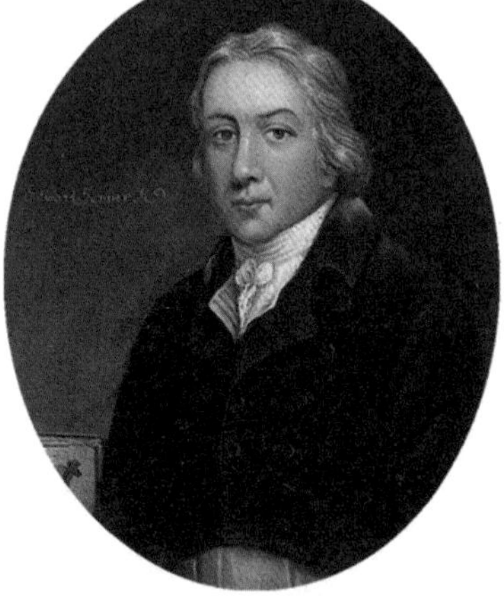

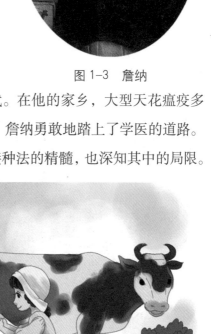

图 1-3　詹纳

詹纳 1749 年出生在英国伯克利的一个牧师家庭。他 13 岁那年，英国正处于天花病毒泛滥的年代。在他的家乡，大型天花瘟疫多年来就没消停过。在看够了身边太多类似的悲剧后，詹纳勇敢地踏上了学医的道路。三十多年的学医之路，詹纳吃透了中国传来的人痘接种法的精髓，也深知其中的局限。他一直在思考：难道真没有更好的办法吗？

直到 47 岁那年，有一天詹纳到一个农场去给人看病，看完病返回途中，无意间听到两个挤奶女工的聊天，其中一个女工特别高兴地对另外一个说："我已经得过牛痘了，所以我不会再得天花了。我的脸不会变成难看的麻子脸了。"（图 1-4）

图 1-4　挤牛奶

女工口中的牛痘其实是牛得的一种传染病。得了牛痘的牛身上也会长痘痘，就好像人得了天花一样。如果一头奶牛得了牛痘，而挤奶工手上刚好有个伤口，牛乳头上所生的疱疹就有可能将牛痘传染给人。人得了牛痘后，皮肤上也会出小痘痘及脓包，人也会发烧，但情况不严重，过几天牛痘就会消失，人也就好了，皮肤上也不会留下疤痕。

两个女工的话让苦苦思索中的詹纳灵光一现，他回想了一下：是啊！他给好多得牛痘的女工看过病，好像确实没见过得牛痘的女工再得天花，这是否说明人如果感染过牛痘，可能就不会再感染天花了？詹纳兴奋不已，当天晚上就决定做一个实验。他让人把自己园丁家8岁大的从没有得过天花的儿子叫到农场里，詹纳用一把小刀，蘸上奶场女工手上的牛痘脓包里的脓液，然后用沾了脓液的刀片在小男孩的手臂上轻轻划了几个小口子，这样，刀上的脓液就沾在了伤口上（图1-5）。

很快，小男孩也得了牛痘，但是没几天就好了。然而詹纳的实验还没结束，两个月后，詹纳又把小男孩叫到一个得天花的患者家里。他用小刀划开天花患者身上的脓包，然后用沾着脓液的小刀在小男孩的胳膊上又轻轻地划了几道口子。一天，两天，三天，五天，十天，一个月过去了，小男孩每天都像往常一样蹦蹦跳跳，根本没有染上天花。

詹纳非常高兴，他预感到，天花的克星终于找到了！随后他又用同样的方法在

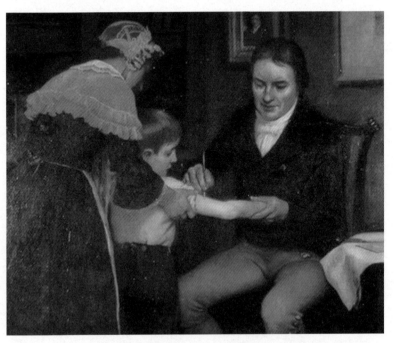

图1-5　詹纳医生为小男孩接种牛痘

另外几个人的身上做了同样的实验，无一例外，全都获得了成功。在多次成功的实验之后，他发明了一种通过接种牛痘疫苗预防天花的方法，而这种方法比接种人痘更安全。这是詹纳医生为医学界做出的非常重要的贡献。

詹纳医生把他的接种方法无私地奉献给世界。很快这种接种法迅速在英国传开，最终被世界大部分地区采用。

通过全世界医学工作者的共同努力，1979 年 10 月 26 日世界卫生组织正式宣布：天花，这个曾经夺走亿万人生命的恐怖病毒，已经完全从地球上消失。这是人类医学史上的重要一步，詹纳，就是这条道路上最伟大的拓荒者。

▶ 五、为什么接种了牛痘，人就不会得天花了呢

听了詹纳医生的故事，你可能要问了：为什么接种了牛痘，人就不会得天花了呢？

牛痘和天花这两种病都是由病毒引起的。病毒是一种特别小的东西，一旦进入人体，就会疯狂地复制自己：一个变两个，两个变四个，四个变八个……繁殖速度惊人。人得了牛痘，牛痘病毒就会进入人体内。病毒在人体内复制需要用到细胞中的营养物质，然后把细胞裂解掉，人就开始长脓包，发热。如果病毒持续复制下去，不被阻止，人最终就会病死。那么是什么阻止了牛痘病毒复制呢？人为什么自己就痊愈了呢？

人身体里有一个神奇的系统，叫作免疫系统。免疫系统就像一支军队，这支军队是由好多种不同的免疫细胞组成的（图 1-6）。当病毒侵入人体后，免疫细胞能认出它们，然后用各自的武器，通过各种各样的方法，把病毒消灭掉。当绝大多数进入人体的病毒被免疫细胞清除了的时候，人的病就痊愈了。而且，人的免疫系统还有一个功能：免疫细胞战胜一种病毒以后，它就会记住这种病毒的特点。当这种病毒再次进入人体时，免疫细胞立刻就会把它消灭掉。

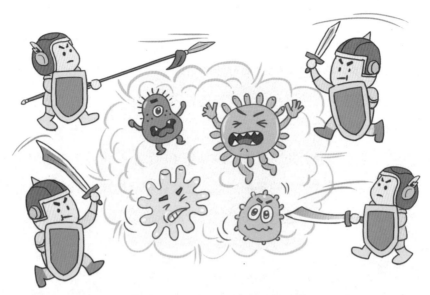

图 1-6　免疫系统：人身体里对抗外来病毒的一支军队

天花病毒和牛痘病毒长得特别像，打个比方，天花病毒好像是大哥，比较凶狠；而牛痘病毒好像是小弟，稍微弱点，但是哥儿俩长得就像双胞胎，简直一模一样（图1-7）。人得了牛痘且痊愈后，人体的免疫细胞就记住了牛痘病毒的长相，以后当牛痘病毒的"双胞胎哥哥"天花病毒进入人体后，人的免疫细胞一看：小样！你又来了？于是就会冲上去，立马干掉它，人就不会得天花了。这就是接种牛痘预防天花的简单原理。

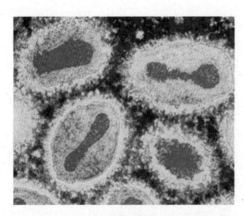

天花病毒（人）

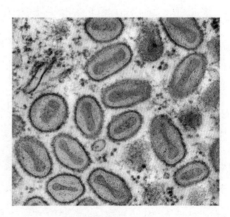

牛痘病毒（牛）

图 1-7　天花病毒和牛痘病毒

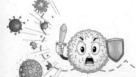

虽然詹纳医生当时并不明白接种了牛痘，人就不会得天花的原理，但是却对后来通过疫苗来预防疾病的现代科学策略的问世产生了重大的积极影响。

在詹纳之后，人们逐渐认识到瘟疫的实质是由病原微生物感染人体所造成的传染病。许多微生物学家相继发现了细菌等病原微生物，以及它们产生的对人体有致病作用的代谢产物，如细菌毒素。同时显微镜的问世使医学工作者能够直观地观察到细菌的存在。像短棒一样的炭疽杆菌是第一个在病羊的血液中被观察到的细菌（图1-8）。

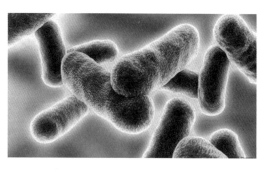

图1-8　炭疽杆菌

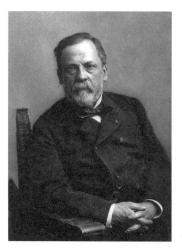

图1-9　路易斯·巴斯德

在此基础上，法国科学家路易斯·巴斯德（Louis Pasteur，1822—1895年）（图1-9）将炭疽杆菌经过高温灭活，制备成炭疽死菌苗，它是人类历史上第一支疫苗。疫苗是指用各类病原微生物制作的用于预防接种的生物制品。疫苗的功能是让人体的免疫系统认识并且记住一种病原微生物的长相，以后这种病原微生物再次进入人体时，免疫细胞就可以快速消灭它们，保护人体的健康。

詹纳和巴斯德的努力，使人们认识到被病原微生物感染后宿主所获得的免疫力。在此基础上，不断有科学家用这种思路研究新的疫苗，预防新的传染性疾病。

综观历史，疫苗的发明可谓人类发展史上一件具有里程碑意义的事件，接种疫苗是对抗肆虐的病原微生物感染有效的办法之一。天花以后，第一次世界大战和第二次

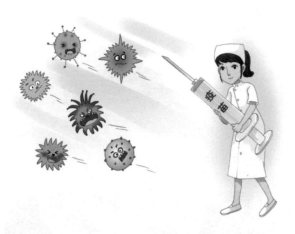

图 1-10 各种各样的疫苗是我们健康的坚实后盾

世界大战中大批士兵通过注射疫苗，成功抵制了破伤风、白喉和斑疹伤寒等疾病的侵袭。目前用于人类疾病防治的疫苗有 20 多种（图 1-10）。

我相信大家对打预防针和儿童免疫接种证一定不陌生吧（图 1-11）。打预防针就是接种疫苗，把一些减毒或者灭活的病原体打到我们身体里，好让我们的免疫系统认识它们，记住它们，在真正被感染时很快地清除它们。我国目前实行的是计划免疫的措施，即有计划地进行预防接种（图 1-12）。其措施是根据人群的免疫状况和传染病的流行情况，以及各种生物制品的性能和免疫期限，科学地安排接种对象和接种时间。

可能有人注意到，有的疫苗我们不止接种一次，而是需要在一定的时间内反复接种，这又是为什么呢？其实反复接种疫苗就是反复给免疫系统刺激，加深它们对致病病原体的记忆，能更快、更有效地清除病原体。这就好比你学到的知识需要反复地复习，才能真正掌握。没想到吧？原来让我们从小到大哭着打预防针的记忆，都是两百多年前的天花和詹纳医生留给我们的珍贵的礼物。

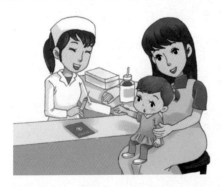
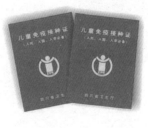

图 1-11 打预防针和儿童免疫接种证

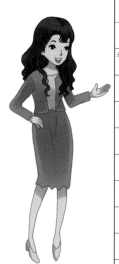

	出生	1个月	2个月	3个月	4个月	5个月	6个月	8个月	1岁	1.5~2岁	3岁	4岁	6岁	7岁
卡介苗	✓													
脊髓灰质炎活疫苗			✓	✓	✓					✓		✓		
乙肝疫苗	✓	✓					✓							
麻疹疫苗								✓			✓			
风疹疫苗									✓					
百白破混合制剂				✓	✓	✓				✓				
乙脑灭活疫苗							✓		✓			✓		
水痘疫苗										✓				
乙脑减毒活疫苗									✓	✓			✓	
甲型肝炎疫苗										✓	✓			

图 1-12　我国国家免疫规划疫苗儿童免疫接种时间表

▶ 七、接种疫苗安全吗

这几年，国内有时会出现一些"疫苗风波"：2016 年山东省查获一批价值 5.7 亿元的问题疫苗，这些疫苗因为缺乏冷冻而失效，流向 24 个省份的 80 个县市；2017年长春长生生物以及武汉生物被爆出不合格百白破疫苗问题；紧接着又爆出长春长生生物一个批次的狂犬病疫苗出了问题……疫苗问题引发全民焦虑，很多家长疑惑：接种的疫苗是否安全？

一个有问题，不代表所有都有问题，疫苗还是要注射的！因为预防接种工作是公认的最成功、最具成本效益的卫生干预措施。目前国家之所以能将一些传染性疾病控制在较低水平，靠的就是极高的接种率。国家药监局的监测数据显示，2008 年以来，国家药品抽检计划抽检疫苗产品的合格率为99.6％，也就是说，绝大部分疫苗非常安全。

近几年网上流传一种说法：国产疫苗非常落后，用的还是减毒活疫苗，而国外十几年前就全部改用灭活疫苗了，安全性好太多了！那么，事实上真的如此吗？灭活疫苗真的比减毒活疫苗更好吗？顾名思义，灭活疫苗是将微生物完全杀死，而减毒活疫苗用的是活细菌或活病毒，但是经过培养毒性减弱了。减毒以后的活疫苗对人体并不会造成危害，反而能更好地激起人体的免疫反应，预防效果更好。因此减毒活疫苗仍然是目前疫苗的主流，并不比灭活疫苗落后。

脊髓灰质炎，俗称小儿麻痹症，是19世纪50年代美国严重的传染病之一，人们对它的恐惧仅次于原子弹。小孩一旦感染上这种病，近似于S形的夸张体态就会陪伴他们一生（图1-13）。1954年，美国科学家索尔克研发出来脊髓灰质炎的灭活疫苗，并进行了临床试验，取得了巨大的成功，让他一夜之间成了英雄。但由于疫苗是针剂，需要受过训练的人员用注射的方法接种，而且要打四针。此外，还有一个问题，灭活的疫苗能够杀死血液中的病毒，却对消化道中的病毒无能为力，因此不能防止病毒通过粪便传播。

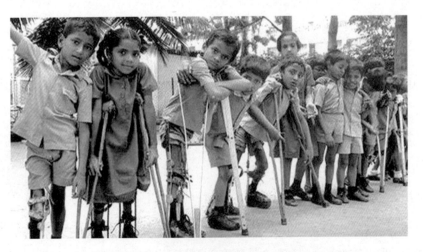

图1-13　罹患脊髓灰质炎的儿童

针对此问题，我国的科学家顾方舟在口服型脊髓灰质炎减毒活疫苗的研发方面，做出了巨大的贡献。1955年，在苏联学习了四年的顾方舟取得博士学位，学成回国。也正是在这一年，小儿麻痹症在中国集中暴发。

当时，美国的灭活疫苗安全，可是一针5美元的价格是那个时期的中国人所不能承受的。因此顾方舟决定自己研发脊髓灰质炎减毒活疫苗。经过研究团队中所有科学家们的不懈努力，1959年年底，第一批脊髓灰质炎减毒活疫苗诞生了（图1-14）。疫苗在动物身上试验安全有效，但能不能用在人的身上呢？为了使疫苗尽快试验成功，投入使用，顾方舟义无反顾地喝下了疫苗溶液，身体没有发生不良反应。虽然成人试验是安全的，但是脊髓灰质炎，多发病于7岁以下的儿童，必须要在儿童身上进行临床试验。可是，去哪里找孩子做试验呢？顾方舟又做出了一个重要决定，他瞒着妻子，冒着儿子可能瘫痪的风险，给儿子喝下了疫苗。顾方舟的试验成功了，他的儿子也因此成为脊髓灰质炎减毒活疫苗的首个儿童试验者。

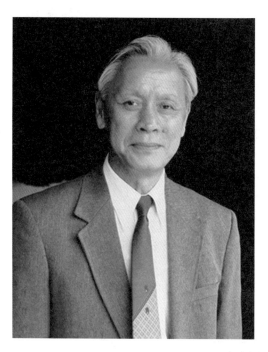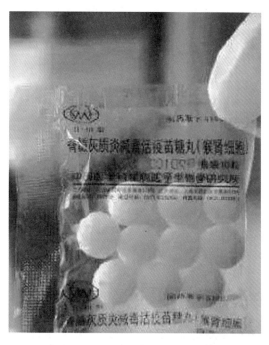

图1-14　"糖丸爷爷"顾方舟和脊髓灰质炎减毒活疫苗糖丸

面对疫苗的研制成功和逐渐好转的疫情，顾方舟没有松懈，他开始意识到，液体疫苗的储藏和运输都存在很大的问题。一天，顾方舟看到3岁的儿子拿起桌上的糖果，突然想到：为什么不能把疫苗做成糖丸呢？又经过一年多的研究测试，陪伴了中国几代人的脊髓灰质炎糖丸疫苗诞生了！别小看了这颗小糖丸，自1964年脊髓灰质炎糖丸疫苗在全国推广以来，我国脊髓灰质炎的年平均发病率下降了上百倍，数十万儿童免于致残。

可见，疫苗接种是一种最有效的对付传染病的方法。脊髓灰质炎病毒至今仍然没有在全世界灭绝，在阿富汗和巴基斯坦两国儿童患脊髓灰质炎的情况还时有发生，主要原因是那里有谣言称疫苗接种是西方国家的阴谋，因此很多人拒绝接种疫苗。

本章知识点小结

1. 英国医生詹纳接种牛痘预防天花的方法，开创了人工主动免疫的先河，使人类掌握了对付天花的强大武器。

2. 用人工免疫的方法使机体获得免疫保护作用，常用的制剂是疫苗。疫苗制备的基本要求是安全性和有效性。常用的疫苗有灭活疫苗和减毒活疫苗，两者没有好坏之分。

3. 疫苗之所以能够起到保护作用，是因为机体免疫系统在疫苗的作用下产生了免疫应答，并且对病原体形成了免疫记忆。

4. 计划免疫是我国根据某些特定传染病的疫情监测和人群免疫情况分析，有计划地用疫苗进行免疫接种，是预防传染病的重要措施。

第二章
一种有魔力的子弹——抗体

▼

免疫系统就像我们身体里的边防战士、公安民警——他们为国戍边，保卫国家安全；为民值守，维护家园和谐。但大家有没有想过这些战士、警察手里的武器是什么？这些武器是怎么消灭外来病原体的？

我想大家一定听说过抗体。抗体是地球生命进化史上一类最不寻常的蛋白质分子。如果说免疫系统在对抗各种外来病原微生物时有所谓的"魔力子弹"的话，那一定非抗体莫属。我们通过注射疫苗来获得对抗疾病的能力，也主要是通过保护性抗体实现的。

人们认识到抗体的本质是一种蛋白质分子的历史仅有数十年，但抗体被应用的历史却更久远。早在 19 世纪末"抗毒素"的提出，就是人们在医学实践中开始应用抗体的佐证。50 年前当人们分离出抗体分子时，还无法想象它们能干什么。单克隆抗体技术为抗体的应用打开了一扇大门。现如今，抗体已经在生物、医学等领域大放异彩。虽然我们无法预知生物、医学领域未来新的发现，但是抗体一定是不可忽视的重要工具。

1891 年 12 月 25 日，在德国柏里格医院的儿科病房里，一个女孩气息奄奄，看上去将不久于人世。女孩的家人围坐在病床旁，脸上写满了无奈与痛苦。没有圣诞树，没有欢声笑语。在这个圣诞节，病魔还在肆虐，死神就要胜利。

突然，一名护士走进病房，向女孩的父母轻声耳语了两句。孩子父母茫然地站起身来，走到病房外，看到走廊上站着一个三十多岁的男子，络腮胡子，衣着整齐。绝望的父母在得知访客的来意后，回望了一眼病榻上的女儿，没有多少迟疑就接受了来者的建议：为女儿注射一种新的、从未应用于人体的药物，以期出现奇迹。而这一决定，注定将揭开人类对抗疾病的新篇章！

来访的男子就是时年 37 岁的德国科学家埃米尔·阿道夫·冯·贝林（Emil Adolf von Behring，1854—1917 年）（图 2-1）。贝林来自科学界大名鼎鼎的病原生物学家罗伯特·科赫（Robert Kooh，1843—1910 年）的实验室。病榻

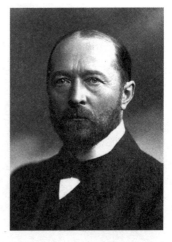

图 2-1　埃米尔·阿道夫·冯·贝林

上的女孩罹患的是当时极为凶险的一种传染病——白喉。在 19 世纪，白喉是威胁儿童健康的主要杀手之一。由于没有可靠的治疗方法，白喉的致死率惊人。20 世纪 20 年代，仅美国每年就有 10 万～ 20 万儿童发病，死亡 1.5 万人。欧洲的情况更为严重，每年大约有 5 万人死于该病。贝林在科赫实验室的工作，就是围绕引起白喉的白喉棒状杆菌及其分泌的白喉毒素进行科学研究。

起初，贝林尝试运用氯和汞杀伤白喉棒状杆菌，但他发现那对于控制白喉疫情来讲无异于杯水车薪。不过在实验

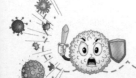

过程中，贝林和他来自日本的同事北里柴三郎（Kitasato Shibasaburo，1852—1931年）发现了一个有意思的现象：将患过白喉的大白鼠血清注射入新患白喉的大白鼠体内后，新感染白喉的大白鼠竟奇迹般地痊愈了，这说明感染过白喉的大白鼠血清内有某种对抗白喉棒状杆菌毒素的物质，能中和毒素，使之失效。两人为此发现激动不已，并将这种物质命名为抗毒素。1890年，贝林与北里柴三郎共同发表了他们的成果，并指出可以通过注射抗毒素血清来治疗白喉患者，这一理论已经被动物实验证实，但尚无应用于人体的先例。

不用说你可能已经猜到了：这个女孩，就是抗毒素血清应用于人体的第一例。贝林采用白喉棒状杆菌免疫羊，获取血清后缓缓地注射给患病女孩。女孩的病情迅速好转，奇迹般地恢复了健康。于是，这个"圣诞节大拯救"轰动了全世界。

在利用血清疗法治疗白喉取得良好效果后，贝林并未因此止步，他又继续开发了白喉的疫苗。除此之外，他还制备了一些新的抗毒素血清，其中破伤风抗毒素血清更是在此后的第一次世界大战期间挽救了大批受伤士兵，贝林本人也被称为"士兵的救星"。晚年的贝林将主要精力放在研究结核病的治疗方面，然而很遗憾，这次他没有成功，最终也因为结核病失去了63岁的生命。

我们从贝林的故事得知，当时所谓的抗毒素实际就是一类具有中和作用的抗体。抗毒素的发现在理论上为抗体的发现奠定了基础，同时，贝林作为血清疗法的创始人，开创了"抗毒素被动免疫"的先河。此后，科学家发现对减毒或无毒的抗原免疫后，机体是通过产生抗体来中和病原体的毒素的。后来，抗体作为机体免疫系统中第一个被发现的分子展现在科学家的面前。

通过计划免疫注射百白破疫苗，白喉在现代社会已经非常罕见。当前美国每年白喉的发病人数已降至个位数；在中国，白喉也只是零散发病，不再出现大规模流行的情况，某些省份甚至已经连续数十年没有发现一例白喉患者。卫生防疫能取得如此巨大的成就，首先应当归功于伟大的贝林先生。为了表彰贝林的突出贡献，1901年，诺贝尔奖评委会将首届生理学或医学奖授予贝林（图2-2）。他的血清疗法，尤其在预防白喉方面的应用，为医学科学领域开辟了新的道路。从此，医生们在面对疾病和死亡的威胁时有了制胜的武器。而这个武器，就是抗体。

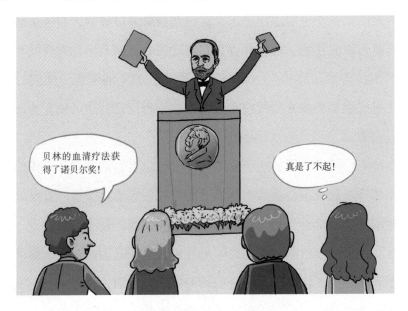

图 2-2　贝林和他的血清疗法获得 1901 年首届诺贝尔生理学或医学奖

▶ 二、抗体到底长什么样子

在接种了疫苗后，我们的免疫系统会产生很多针对这种致病微生物的抗体。一旦我们再次被感染，血清中的抗体就能中和细菌产生的毒素，使之失效，从而保护我们的健康。那么大家有没有好奇抗体究竟长什么样呢？

自从抗体被发现以来，科学家跟我们一样迫切地想知道抗体的结构是什么样子的。人们先是利用电泳技术分离抗体，进而证明抗体是血清中的一种球蛋白，但限于当时的技术条件，抗体蛋白结构解析迟迟未获得实质性的突破。当时，抗体结构的研究是困难重重的，其中最大的困难是抗体相对分子质量极大，当时最先进的蛋白质分析技术只能对付相对分子质量在 3 万 D 以下的蛋白质分子，而抗体分子完全是分子中的"巨人"，相对分子质量均在 15 万 D 以上（图 2-3）。直到 1953 年，英国生物化学家弗雷德里克·桑格（Frederick Sanger，1918—2013 年）首先解析了胰岛素这种蛋白分子的化学结构，从而为抗体结构的解析提供了重要方向——用蛋白酶把抗体首先分解为小片段，然后对每个片段逐个进行结构解析。

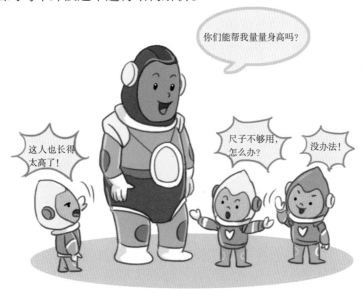

图 2-3　抗体的结构解析遇到了相对分子质量太大的困难

说起抗体结构解析，不得不提到两位著名的科学家——英国的生物化学家罗德尼·罗伯特·波特（Rodney R. Porter，1917—1985 年）（图 2-4）和美国生物化学家杰拉尔德·埃德尔曼（Gerald M. Edelman，1929—2014 年）（图 2-5）。波特认为，抗体既然是一种蛋白质，必定有某种蛋白水解酶，可将它裂解成几个片段。只要片段小到可以用现有蛋白质氨基酸结构分析技术来分析的程度，抗体结构问题就有解决的希望。借鉴这个策略，1958 年，他利用纯化的木瓜蛋白酶

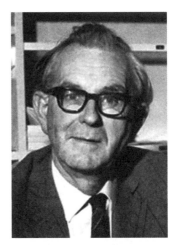

图 2-4　罗德尼·罗伯特·波特

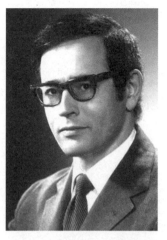

图 2-5 杰拉尔德·埃德尔曼

对抗体进行拆分，结果获得三个部分。其中，两个部分大小相同，且拥有抗原结合能力，是单价抗体片段，他称之为 Fab，意思为抗体"可变区"；第三个片段的性质大不一样，它不能与抗原结合，但呈结晶形，故被称为 Fc，意思为抗体"恒定区"。进一步实验还证明，与抗体特性有关的是前两个片段，但结晶段在抗体与抗原结合时也起着重要的"调节器"作用。波特的关于抗体三片段的研究成果被生物化学和免疫学界誉为抗体结构研究中"突破性的成果"，立刻引起科学界的极大关注，埃德尔曼就是关注者之一。

埃德尔曼出生于美国纽约市女王社区的一个犹太人家庭，他对于抗体结构的研究也受到胰岛素结构解析的影响。埃德尔曼注意到即使比抗体小很多的胰岛素，也包含两条链，两者通过二硫键彼此相连（图 2-6），因此推测分子质量更大的抗体应该也是由多条链构成的。但波特坚持认为抗体是由氨基酸构成的单链结构。埃德尔曼决定用实验证明自己的推测。

埃德尔曼也认为，将抗体裂解成较小的片段，是抗体结构研究的第一步。但同时

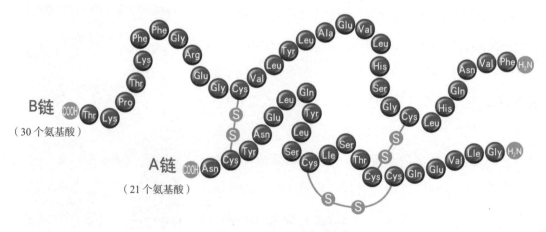

图 2-6 人胰岛素的结构

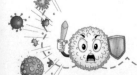

他还认为，酶解法所得的片段只是人为的产物，实际上机体活细胞在合成抗体时，显然不是用那些片段来拼接的。经过一段时间摸索，他找到了用浓尿素还原抗体分子二硫键的理想方法。1961年，他进行了抗体的还原实验，实验所得的裂解产物，比波特用酶解抗体所得的片段还小得多。他确认这些产物是两种不同的多肽链。这两种多肽链后来被称为轻链和重链。与波特的酶解实验的结果相比，还原实验的结果对于认识抗体结构具有更大的意义，因为它可以证明，抗体分子是由多个肽链构成的。1961年埃德尔曼公布了他的抗体二硫键还原实验的结果，提出抗体分子不是只有一个肽链，而是由多个肽链构成的。

综合两人的实验结果，埃德尔曼和波特最终提出了关于抗体分子结构的四肽链模型（图2-7）。在该模型中，抗体是由两条轻链和两条重链组成的对称结构，有点像大写字母Y，具有主干和两个弯曲的分支。每个分支由一条轻链和一条重链的一半并排组成，而主干则由两条重链的其余一半构成。抗原结合位点（可变区）位于两个分支的顶端，由轻链和重链共同组成；其余部分为恒定区。轻链与重链之间和两条重链之间都由二硫键连接，但轻链与轻链不连接。

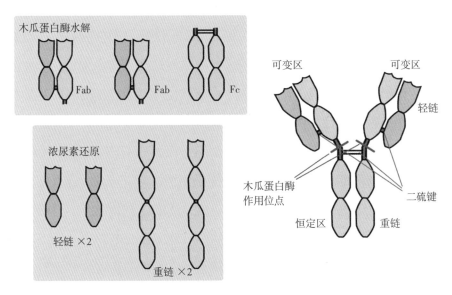

图2-7　抗体分子结构的四肽链模型

抗体的四肽链模型为阐明抗体的结构和它的特异性提供了极重要的依据，对抗体在与抗原结合反应中的作用机制，做出了形象的解释。它破解了抗体结构中"无法解决"的难题，使抗体研究起死回生，并获得长足的发展。发表了这个结果后，由于在抗体结构研究中做出的突出贡献，1972年埃德尔曼和波特两位科学家共同获得了诺贝尔生理学或医学奖。

▶ 三、抗体为什么有这么大的本事

原来，我们身体里的免疫系统大军拥有的神奇的魔力子弹——抗体，其实就是一个类似于 Y 字形的蛋白质分子。接下来你可能要问了：这种蛋白质分子怎么有这么大的本事？它到底是怎么对付入侵的"敌人"的？

抗体的功能总结起来有以下几个方面：

首先，抗体能够中和抗原。其实，环境中有大量的病原体。每时每刻，这些病原体都会进入我们的身体，跟你呼吸的空气一起进入肺里，跟你吃的食物一起进入胃里，通过皮肤上的伤口，或者蚊虫的叮咬进入血液里。这些外来入侵者有的会释放出一些毒素，毒素作用于你的细胞，让细胞死亡；有的病毒则通过细胞表面的某些分子进入你的细胞，在细胞里进行大量繁殖，最后裂解细胞，引发疾病。不管通过哪种方式，病原体或者毒素若要作用于细胞，必须跟细胞表面的分子进行结合。而抗体能够通过它的可变区，跟细菌毒素或病原体表面的抗原分子结合。这种结合直接导致后者不能再与细胞表面的分子进行结合。换句话说，抗体中和了细菌毒素，封闭了病原体与细胞结合的位点。这样细菌毒素就失去了致病的可能（图 2-8）。

那么，结合了抗体的细菌毒素和病原体会面临怎样的命运呢？它们又是怎样被清除的呢？早在 19 世纪末，几乎是贝林发现抗毒素的同一时期，人们就认识到人和动

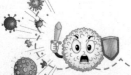

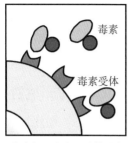 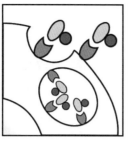 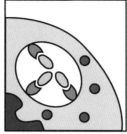 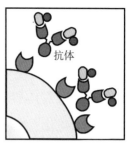

毒素与细胞表面受体结合　　毒素进入细胞　　毒素释放，细胞死亡　　与抗体结合的毒素不能进入细胞

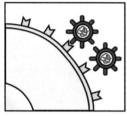 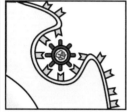 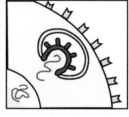 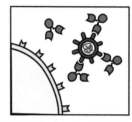

细菌跟细胞表面受体结合　　细菌进入细胞　　细菌在细胞内繁殖　　与抗体结合的细菌不能进入细胞

图 2-8　抗体能够中和抗原

物新鲜免疫血清中除抗体之外，还存在一类不耐热成分，其功能可辅助特异性抗体介导的溶菌作用。因为该成分是抗体发挥溶细胞作用的必要补充条件，故称之为补体。科学家研究发现，抗原与抗体结合的复合物能激活补体，导致携带抗原的靶细胞裂解。补体是另一种免疫系统的武器。在正常情况下，多数血清补体都没有活性。一旦抗体与抗原结合，抗原抗体复合物就会激活补体，启动一系列级联反应，最终形成一个能在病原体细胞膜上打孔的复合体，使病原体裂解（图 2-9）。

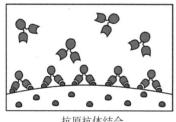 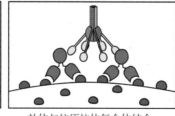 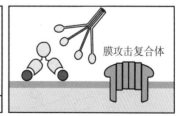

抗原抗体结合　　补体与抗原抗体复合体结合　　激活补体级联反应，最终裂解细胞

图 2-9　抗原抗体复合物能促发补体的溶细胞作用

其次，抗体结合了细菌表面的抗原分子后，还会通过它的恒定区部分招来很多其他的免疫细胞。这些免疫细胞里有一类身材很魁梧的，科学家把它们叫作巨噬细胞，我们可以把它们叫作"巨人战士"。这些"巨人战士"身上，都有能与抗体恒定区及补体结合的分子（Fc受体和补体受体），因此这些"巨人战士"被引导到细菌的身边。它们不仅长得高大强壮，杀敌的方法也很特殊——会把细菌整个吃了，然后消化掉，彻底消灭，这一过程叫作"调理作用"（图2-10）。一个"巨人战士"可以通过"调理作用"吃掉好几百个敌人。抗体在这里充当了"巨人战士"的向导，让它们更加有效地消灭敌人。

在我们的免疫细胞大军中，除神勇的"巨人战士"以外，还有一类非常勇猛的士兵。它们是能让所有入侵机体的敌人闻风丧胆的英雄，科学家们把它们叫作自然杀伤

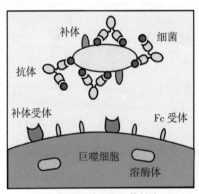
细菌表面抗原与抗体结合

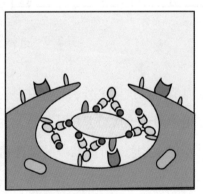
巨噬细胞通过Fc受体结合抗体Fc段

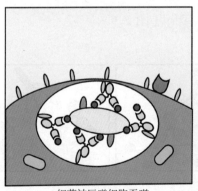
细菌被巨噬细胞吞噬

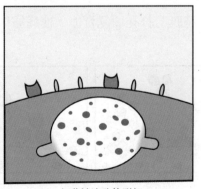
细菌被溶酶体裂解

图2-10　抗体介导的巨噬细胞的"调理作用"

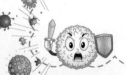

细胞。顾名思义，这群细胞能够直接杀死入侵的敌人，而不是通过吞噬的方式。它们释放出穿孔素，在细菌身上打孔，然后把一种能让细胞死亡的颗粒酶注入进去。自然杀伤细胞也有能与抗体恒定区结合的 Fc 受体。跟巨噬细胞一样，它们也能通过受体与抗体的 Fc 段结合，被抗体引到细菌的身边（图 2-11）。

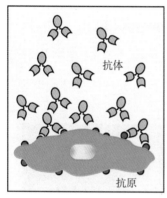
抗体与细胞表面的抗原结合

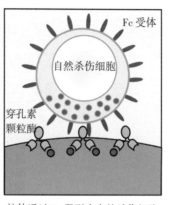
抗体通过 Fc 段引来自然杀伤细胞

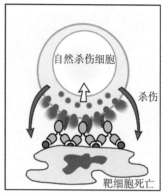
自然杀伤细胞将被感染的细胞杀死

图 2-11　抗体介导的杀伤作用

▶ 四、身体内的抗体是怎样产生的

抗体简直拥有一身真本领，不愧为免疫大军中重要的武器之一，是不是崇拜之情油然而生呢？大家都知道，我们环境中的有害病原体有很多种，它们长得各式各样。你有没有想过下面的问题？我们体内的抗体跟环境中微生物的每一种抗原是一一对应的，那就意味着人体内存在的不同抗体总数在一万亿（10^{12}）以上。这是什么概念？假设世界总人口为 50 亿，如果每个人代表一种抗体，我们身体中存在的抗体多样性有 2 000 个地球人口那么多！那么关键问题来了，抗体是怎样产生的？而如此大的多样性又是怎样形成的呢（图 2-12）？

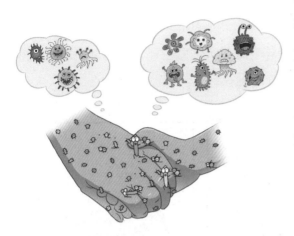

图 2-12　抗体特异性识别病原微生物的过程

复杂，这一理论无法解释机体为什么会事先产生如此多种类的抗体，应对数量如此庞大的抗原。

科学家对抗体及其多样性产生机制的认识也颇为曲折。早在 1897 年人们就提出了一种理论，认为抗体分子是免疫细胞表面事先就存在的一种蛋白，抗原进入机体后与之结合，刺激细胞活化，产生更多的抗体，后者脱落进入免疫血清。这是关于抗体产生机制的最早描述。但是自然界存在的抗原种类繁多、纷繁

1957 年，澳大利亚医生弗兰克·麦克法兰·伯内特（Frank Macfarlane Burnet，1899—1985 年）（图 2-13）提出了著名的抗体产生的克隆选择学说（图 2-14）。他认为抗体是细胞产生的，

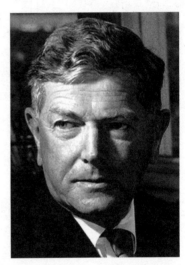

图 2-13　弗兰克·麦克法兰·伯内特

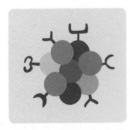

多样性的抗体产生细胞库

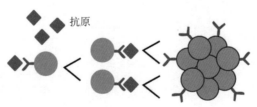

抗原激发的克隆选择

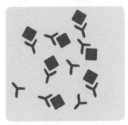

抗原特异性抗体的产生

图 2-14　伯内特提出的抗体产生的克隆选择学说

产生抗体的细胞每一个都不同。它们含有一个不断变异的区域，每次变异都会产生一种新类型的细胞克隆，而且每一个细胞克隆都分泌对应的特异性抗体。在抗原存在的条件下，抗原选择性地与某个免疫细胞克隆表面变异区域发生特异性结合，导致该免疫细胞克隆的增殖反应，而产生的大量后代细胞均可分泌针对这一抗原的特异性抗体。克隆选择学说使人们在抗体多样性产生机制的认识上更进一步，但是仍然没有解释抗体分泌细胞多样性的机制。

直到 DNA 双螺旋结构被发现，阐明了细胞核内 DNA 结构具有遗传信息且决定了生物活性分子——蛋白质的产生，人们才开始从基因层面上解释抗体多样性机制。一些人认为是由很多不同的编码抗体的基因造成了机体内有不同的细胞克隆；而另外一些人认为编码抗体的基因是相当有限的，而抗体多样性是由体细胞编码抗体的基因突变或重新排列所致（图 2-15）。

在两派学说争论不休的时候，日本分子生物学家利根川进（Tonegawa Susumu，1939—　）（图 2-16）在抗体多样性产生机制研究上做出了卓越贡献。1976 年，利根川进首先证明了抗体基因是由间隔开的多个独立基因片段组成。后来他又发现，每

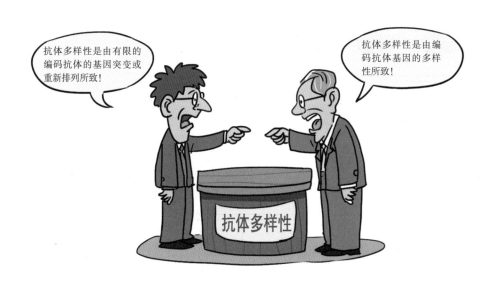

图 2-15　历史上关于抗体多样性产生机制的争论

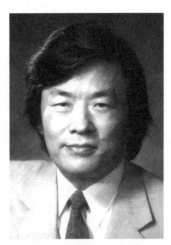

图 2-16 利根川进

同的 V 区基因有数百个，此外，还有不同数量的 J 和 D 基因片段。任何 V-J 或 V-D-J 组合都是可能的，也就是说遗传重排能产生成千上万的轻链和重链（图 2-17）。并且，任何轻链又可以与任何重链组合形成一个抗体分子，因此，所有组合的总数在亿万以上。

个独立的基因片段都不能形成完整的抗体，而是三个分开的基因片段（V、D 和 J 片段）连接到一起而形成一个完整的重链可变区序列。在人体内，结构不

利根川进揭示了抗体多样性产生的基本原理，表明它是一个完善的系统，该系统中的基因重排（图 2-18）、多拷贝基因片段和体细胞突变都与产生抗体的多样性形成有关。由于在探索免疫系统的错综复杂的现象方面取得了卓越成

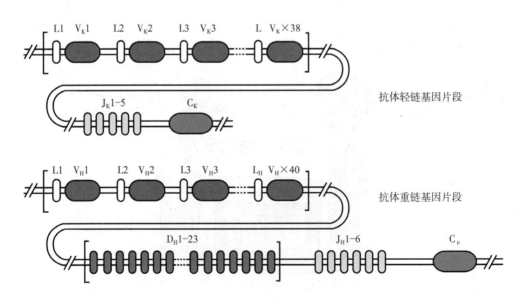

图 2-17　人抗体重链和轻链的基因

就，1987 年利根川进被授予诺贝尔生理学或医学奖。

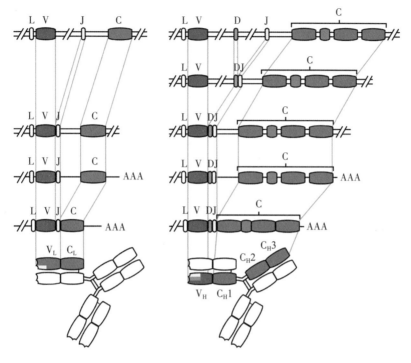

图 2-18　抗体重链和轻链基因重排的过程

▶ 五、单克隆抗体是什么

机体在受到病原体感染之后，血清中会产生大量的针对病原体的特异性抗体，它们从多个途径帮助免疫系统清除入侵的病原体。抗体与抗原是一对一结合的，因此为了针对环境中各种各样的病原体，我们的身体里有一个非常巨大的抗体多样性库，这些多样性是由于多拷贝基因片段、基因片段重排及体细胞突变等机制产生的。因为我们遇到的抗原基本上都是生物大分子，包含很多不同的抗体识别位点，所以在我们身体里存在的抗体都是多克隆的混合体（图 2-19）。

20 世纪 70 年代，第二次世界大战的硝烟散尽后极速前进了几十年的化疗，在它当时的主战场之一——淋巴瘤上，遇到了一个颇为棘手的难题：只使用单一药物会"加量不加效"——患者生存率上不去，单药也很难治疗疾病复发的患者。怎么突破这个瓶颈呢？科学家们提出了两条路：一条是多种药物的联合化疗，药多力量大；而另一条路就是寻找疗效更好的药物。找来找去，科学家们注意到了人体自身利用免疫系统产生的天然武器库——抗体，来突破化疗遭遇的抗癌瓶颈。但是由于技术所限，当时的多克隆抗体由多种针对不同抗原的抗体组成，因而特异性差，使用时容易出现交叉免疫反应，大大限制了抗体的疾病治疗范围，因而只能用作被动免疫治疗和紧急预防。鉴于多克隆抗体作为药物的种种不足，科学家们便开始试想能够筛选并制备出由单一细胞增殖产生的、针对某一特定抗原决定簇的抗体。

免疫系统负责生产抗体的 B 细胞，在人体外实验室环境中培养的难度大，而且生存期短，也不能无限分裂。这样"娇嫩"的细胞，可满足不了大规模制备抗体的需求。而我们都知道，肿瘤细胞却以能在体外无限增殖为特征。于是，一个异想天开的点子

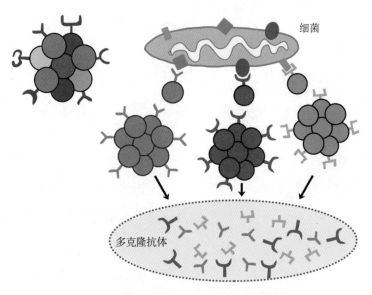

图 2-19　体内的多克隆抗体应对外源微生物

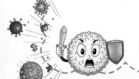

浮现了：为什么不能把分泌抗体的 B 细胞和肿瘤细胞融合到一起，让这种融合后的细胞，既拥有肿瘤细胞永生不死、不断分裂、对环境适应性强的特点，又保留 B 细胞产生抗体的能力呢？只要在后期加以挑选和培养，就能得到大量优质的由单一克隆的融合细胞产生的单克隆抗体，真正掌握体内这个"天然武器库"的金钥匙。

1975 年，一位德国科学家和一位英国科学家顺着这条思路，共同研究并开发了一种生产单克隆抗体的技术。就像需要肿瘤细胞和 B 细胞融合一样，这个天才的创意也是融合了两位科学家的研究成果。德国科学家乔治斯·科勒（Georges Kohler，1946—1995 年）（图 2-20）一直致力于在体外让 B 细胞生成特异性抗体，但遭遇了 B 细胞体外培养困难重重的问题；而英国科学家色萨·米尔斯坦（César Milstein，1927—2002 年）（图 2-21）则跨不过改造骨髓瘤细胞生成抗体的坎儿，于是两人就手头研究的困难进行交流，发现各自的研究成果正好互补，一拍即合。他们将能够在体外无限增殖的小鼠骨髓瘤细胞与能够分泌特异性抗体的免疫小鼠的脾细胞融合，获得了既能无限增殖又能分泌特异性抗体的杂交瘤细胞株。

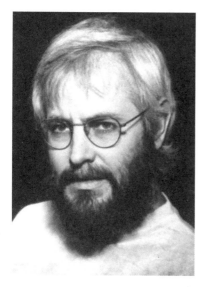

图 2-20　乔治斯·科勒

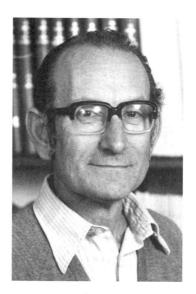

图 2-21　色萨·米尔斯坦

实验具体是这么做的：他们先用特定的抗原免疫小鼠，取富含 B 细胞的小鼠脾脏制成单细胞悬液，将其与事先已经经过特殊处理的骨髓瘤细胞融合。未融合的脾细胞不能无限增殖，自然死亡；而未融合的骨髓瘤细胞，因为缺乏一种关键的酶，对氨基蝶呤敏感，从而也不能在含有氨基蝶呤的选择培养基中存活。只有脾细胞与骨髓瘤融合生成的杂交细胞才能在选择培养基中存活下来，形成杂交瘤细胞。随后将单个克隆的杂交瘤细胞分离出来，收集培养上清进行抗原结合特异性验证，得到能够产生与目的抗原特异性结合的抗体杂交瘤细胞株。最后将特定杂交瘤细胞扩大培养，就能得到大量的特异性抗体（图 2-22）。

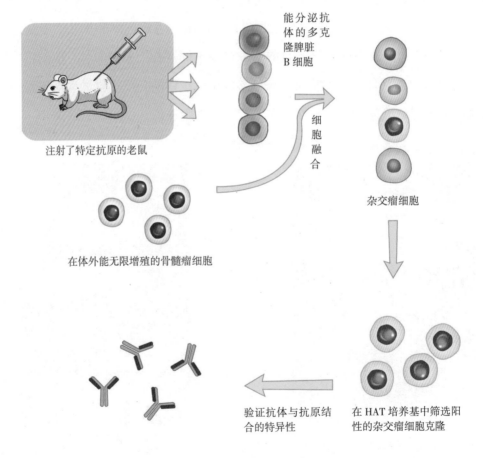

能分泌抗体的多克隆脾脏 B 细胞

细胞融合

杂交瘤细胞

注射了特定抗原的老鼠

在体外能无限增殖的骨髓瘤细胞

验证抗体与抗原结合的特异性

在 HAT 培养基中筛选阳性的杂交瘤细胞克隆

图 2-22　单克隆抗体的生产流程

这就是大名鼎鼎的杂交瘤技术，它产生的抗体是由与骨髓瘤细胞融合的单一B细胞克隆而来，和人体内自然情况下多个B细胞针对同一种抗原产生抗体不一样，所以被称作单克隆抗体，简称单抗。单克隆抗体技术的问世，是20世纪70年代医学和生物学领域中的一次重大革命，它的实际应用价值对医学界几乎所有领域都产生了深远的影响。它大大提高了包括产科、儿科、老年性疾病在内的绝大多数疾病的诊断精确性，并对于包括不育症、神经系统紊乱及糖尿病等很多疾病的治疗大有助益；它能鉴别T细胞亚型，这种分型对测定淋巴瘤和白血病的种类至关重要；它还对诸如癌症等慢性和致死性疾病的治疗提供了新的手段。毫不夸张地说，医学史从此翻开了崭新的一页。1975年单克隆抗体的诞生让人类在抗击癌症、自身免疫缺陷等多种疾病时，多了一个庞大的武器库。厥功至伟的科勒和米尔斯坦，也在1984年获得了诺贝尔生理学或医学奖。

▶ 六、我们怎样使抗体变得更加神奇

比起从人体内直接提取的产物，单克隆抗体的特异性和重复性都要更好，而且用什么样的B细胞制备杂交瘤，是可以人为选择的。根据不同疾病的抗原类型，科学家们可以挑出对应的B细胞，"量身定制"抗体，得到最合适的产物。因此，单克隆抗体技术发明以后，各种各样的抗体药物如雨后春笋般层出不穷。

● 抗体的人源化改造

由于单克隆抗体能专一地与肿瘤细胞牢牢结合，当把某种毒素（或者其他偶联物）（图2-23）附着在单克隆抗体上，制成新型的"靶向抗体"时，它就能被用来有效地将肿瘤细胞杀死，而对其他正常细胞几乎没有任何伤害；就算是没有任何偶联物的裸抗体，也能通过封闭作用，抑制肿瘤细胞增殖；还能利用其Fc段将杀伤细胞带到

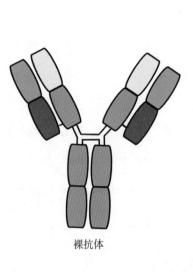

裸抗体

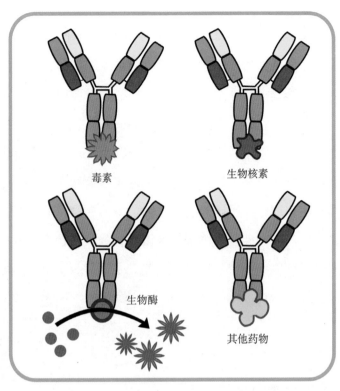

毒素

生物核素

生物酶

其他药物

图 2-23　抗体药物的可选偶联物

肿瘤细胞附近，使肿瘤的治疗发生革命性变化。

　　不过，不论抗体带上什么样的重型武器，要想真正发挥它抗肿瘤的威力，要实现"一招制敌"，最关键的还是得找到靶点，就是那个在肿瘤细胞中普遍存在而在正常细胞中不能存在的特异性分子，用它来制备出合适的抗体。而几乎是在单克隆抗体制备技术获得诺贝尔奖的同一时间，人们在 B 淋巴细胞瘤上，锁定了一个非常理想的目标——CD20。

　　因为肿瘤细胞是一个非常多变的群体，就好像幼儿园的小朋友一样，大家都有自己的特点（图 2-24），人们很难找到一个在所有肿瘤细胞中都表达，而又在正常细

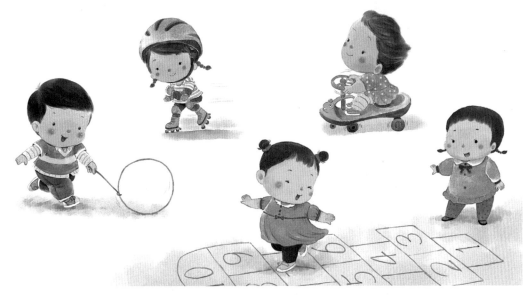

图 2-24　各具特点的小朋友们

胞中不表达的肿瘤特异性抗原。在所有 B 淋巴瘤细胞的表面都能找到 CD20 这个靶点。但是 CD20 在正常 B 细胞的表面也有，这意味着，抗 CD20 单克隆抗体把 B 淋巴瘤细胞清除的同时，正常 B 细胞的数量也会受到影响。但是我们可以通过骨髓移植来进行补充，对于一个抗癌靶点来说，这效果已经够理想了。

可是 20 世纪 80 年代早期，最早的一批用于针对 CD20 分子的单克隆抗体，在攻击对抗 B 淋巴瘤细胞的尝试方面并没有获得人们想象中的成功。这些抗体虽然能杀伤一部分肿瘤细胞，但最终都掉进了单克隆抗体普遍遭遇的"阴影"当中。这"阴影"是什么呢？还得从杂交瘤技术本身说起。

科勒和米尔斯坦两位科学家当初发明单克隆抗体制备技术时，使用的是小鼠的 B 细胞和骨髓瘤细胞，所以制备出的单克隆抗体也都是鼠源的抗体。虽说小鼠和人的基因相似度很高，但毕竟是两种生物。因此，当这些鼠源抗体直接被用到人身上时，人体免疫系统就会对这种"异物"产生排异反应，从而引发比较明显的副作用；再加上因为排异，鼠源单克隆抗体在人体内出现活性降低、半衰期缩短等问题，治疗效果大打折扣。

为了摆脱单克隆抗体药物这一因为种属之间排斥而造成的"阴影"，科学家们很快就发现，导致排异反应的主要是单克隆抗体的恒定区，而不是负责识别和结合抗原的可变区。如果把恒定区换成人的抗体的部分，就能让改造后的抗体与人体的特征更相似，既能减少副作用，又能保留抗原的结合特异性。

通过基因重组等技术，科学界很快就实现了这个目标，将鼠源单克隆抗体的恒定区变成人源序列，制备出一种结合 CD20 能力更强更稳定，清除癌细胞效果更好的重组抗体。这种抗体既有人的部分，又有鼠的部分，因此被称作人鼠嵌合抗体。这种单克隆抗体的"乳名"是 IEDC—C2B8，不过，医学史上记载的更多的是它的另外两个名字：利妥昔单抗和美罗华。美罗华结合到肿瘤细胞上后，一方面通过 Fc 段和 Fc 受体，给人体的其他免疫细胞指明杀伤目标；另一方面，一部分美罗华会与补体结合，激活一系列由补体主导的机制，在肿瘤细胞表面形成攻膜复合物，就像古代战争的冲车攻城一样打碎细胞膜，裂解肿瘤细胞；另外，被美罗华"黏上"的肿瘤细胞，增殖分裂也会受到限制，甚至有可能直接踏进凋亡的鬼门关；美罗华能大大增强其他化疗药物对肿瘤细胞的杀伤效果。美罗华在 1997 年获批，是全世界第一种抗肿瘤单克隆抗体药物。现实中，美罗华的威力尽显无疑，无数患者在美罗华出现后整个人生被重新书写（图 2-25）。

以美罗华为代表的人鼠嵌合抗体中仍有 30% 左右为鼠源序列，因而仍残留一定的免疫原性，有些能产生很强的人抗鼠的免疫反应。为了进一步降低鼠源成分，提高抗体药物的安全性和有效性，研究者在嵌合抗体的基础上，进一步对抗体的可变区进行人源化改造：用人源框架区来代替鼠源框架区，除 3 个互补决定区 (CDR) 外，其余结构都是人源成分。这种进一步人源化的抗体被称为 CDR 植入抗体。

在相当长的一段时间内，中国的靶向药物市场主要被外国进口药物垄断。2008 年我国第一个用于治疗恶性肿瘤的功能性单克隆抗体药物泰欣生（尼妥珠单抗，靶向表皮生长因子受体 EGFR）

获准上市，首次打破了国外垄断。中国百泰生物药业的尼妥珠单抗，就是采用先进的"CDR 移植"技术二次开发出来的，人源化程度高达 95%（图 2-26）。

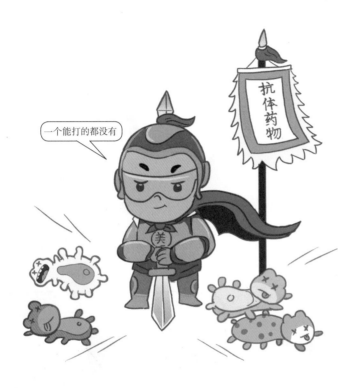

图 2-25　嵌合单抗药物美罗华在抗肿瘤战场上取得了很好的效果

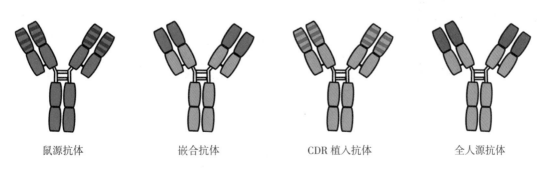

| 鼠源抗体 | 嵌合抗体 | CDR 植入抗体 | 全人源抗体 |

图 2-26　单克隆抗体药物的人源化改造

全人源抗体将抗体的人源化改造进行到了极致。它是指将人类编码抗体的基因，通过转基因或转染色体技术，转移至基因工程改造的抗体基因缺失的实验动物中，使其表达抗体，达到抗体全人源的目的。全球第一个全人源单克隆抗体于 2002 年获批上市，它就是现在大名鼎鼎的修美乐（阿达木单抗，针对肿瘤坏死因子 TNF，治疗类风湿关节炎）。

● 小分子抗体和基因工程抗体片段

除进行人源化改造，降低抗体药物引起的人抗鼠反应以外，在抗体药物的发展进程上，对抗体分子大小的改造，也一直是基因工程抗体研究领域中的热点之一。抗体是一个生物大分子，因为相对分子质量大，所以其抗原性强，穿透能力弱。如何能在保留其对抗原的亲和活性基础上，将其相对分子质量减小？人们首先将目光投向了抗体片段（图 2-27）。在一些应用中，抗体片段比完整的抗体更加有优越性。抗体片

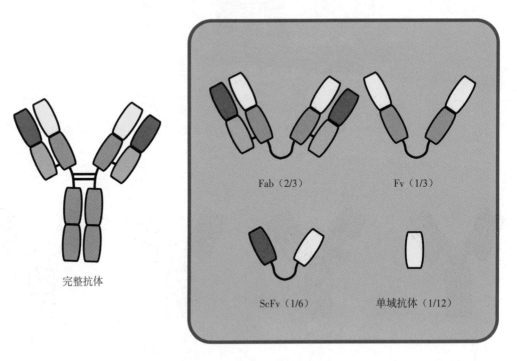

完整抗体

Fab（2/3）　　　　Fv（1/3）

ScFv（1/6）　　　　单域抗体（1/12）

图 2-27　功能性抗体片段的类型

段比完整的抗体要小，能够进入完整抗体进不去的组织中发挥作用；抗体片段通常没有被糖基化，可以使它们的产物在原核表达系统中表达，从而节省时间和资金消耗；缺少 Fc 结构域，从而降低了其与 Fc 受体的非特异性结合。

抗体经过化学试剂处理和蛋白酶消化可以得到抗原结合片段（Fab）。Fab 片段由完整的轻链和重链的两个结构域组成，是完整抗体结构的 2/3。Fv 片段是通过酶解法能得到的最小片段，Fv 片段抗原结合区由两条重链的可变区组成，是完整抗体结构的 1/3。单链抗体（ScFv）是抗体分子保留抗原结合部位的最小功能片段，是通过基因工程技术将抗体的重链和轻链可变区通过一段柔性氨基酸连接而成的重组蛋白质分子，相对分子质量约为完整抗体分子的 1/6。科学家发现，在羊驼外周血液中存在一种天然缺失轻链的重链抗体。该抗体的重链可变片段（VHH）直接通过一个长的铰链区连接到 Fc 区域。VHH 是目前已知的可结合目标抗原的最小单位，相对分子质量只有完整抗体的 1/12，被称为单域抗体，也被称作纳米抗体（图 2-28）。由于其

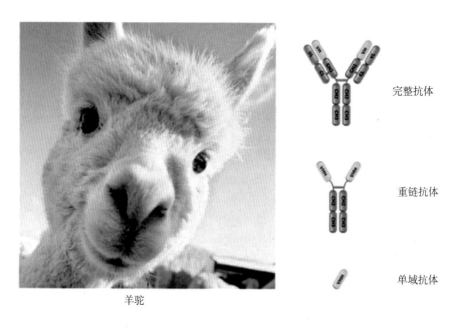

羊驼

完整抗体

重链抗体

单域抗体

图 2-28　羊驼的重链抗体和 VHH 单域抗体

高度的亲和力、特异性、稳定性、相对分子质量小和拥有多种重新改构机会等优势，此类抗体分子成为生物医学应用领域中拥有光明前景的候选者。

双特异性抗体，又称双功能抗体（图2-29），是含有两种特异性抗原结合位点的人工抗体，能在靶细胞和效应细胞之间架起桥梁，激发具有导向性的免疫反应。双特异性抗体是基因工程抗体的一种，现已成为抗体工程领域的研究热点，在肿瘤的免疫治疗中具有广阔的应用前景。比如将T细胞靶向的抗CD3单链抗体与肿瘤靶向的抗表皮生长因子受体EGFR单链抗体进行组合，所构建的双特异性抗体可招募T细胞接近肿瘤细胞，起到介导T细胞杀伤肿瘤细胞的作用。

抗体的未来会怎样？这个问题可能没有人能回答。当年詹纳医生为了对抗天花的威胁而采用接种牛痘的先驱性探索取得了成功，这里面就是抗体起了关键作用。尽管詹纳至死也不知道疫苗接种后机体内抗击天花病毒的是抗体，但是他的早期探

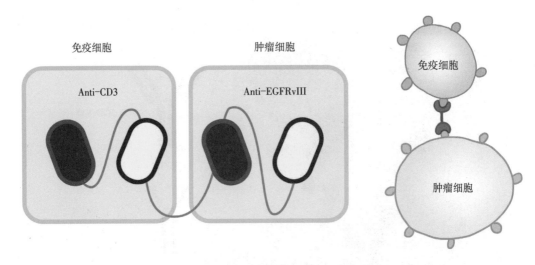

图2-29　双特异性抗体

索却从此揭开了这种"魔力子弹"的面纱。就像当时的人们想象不到当今时代抗体的大多数用途一样，我们今天也不可能预测到抗体在未来的发展情形。但是不可否认的是，抗体在从人们发现它之前就一直是并且在未来仍将是免疫系统有力、有效的重要武器之一。

本章知识点小结

1. 抗体是由 B 细胞受到抗原刺激后增殖分化为浆细胞所产生的免疫效应分子，是疫苗、抗毒素血清产生保护作用最主要的分子。

2. 抗体是由二硫键连接的两条重链和两条轻链组成的 Y 字形结构，分为能识别抗原的可变区 Fab 和恒定区 Fc。

3. 抗体主要通过可变区中和抗原，恒定区通过与补体受体、Fc 受体结合，介导溶细胞作用、调理作用和杀伤作用。

4. 单克隆抗体是针对单一抗原表位的特异性抗体。单克隆抗体技术促进了抗体药物的发展。另外，单克隆抗体的基因工程改造进一步克服了抗体的弊端，促进了抗体药物的临床应用和疗效。

第三章
人体的健康卫士——免疫细胞

▼

众所周知，细胞是执行所有生命活动的基本功能单元。而免疫系统的功能也都是由一群免疫细胞完成的。我们前面认识的抗体是一种生物大分子，它们也是由细胞分泌的。分泌抗体的细胞叫作浆细胞，它是由B细胞分化而成的。B细胞和浆细胞，还有各种各样发挥免疫应答功能的其他细胞，都属于免疫细胞。

免疫细胞俗称白细胞，是免疫系统的重要组成部分。根据在免疫应答中的不同作用，免疫细胞可以分为多种，包括淋巴细胞、树突状细胞、单核／巨噬细胞、粒细胞、肥大细胞等。免疫细胞在人体对外防御外来病原微生物入侵，对内监视稳态、清除新陈代谢产生的身体废物及修复受损组织的过程中，发挥着重要的作用。

在历史上，人们对免疫细胞和抗体的认识基本在同一时期。但是因为抗体的研究异军突起，有很长一段时间，免疫细胞的重要作用一直没有得到科学家们的关注。但是现在，尤其是在肿瘤的免疫治疗发展得如火如荼的今天，人们越来越认识到在抗肿瘤免疫应答中免疫细胞的重要作用。运用基因重组技术，CAR-T细胞变成了一个所向披靡的"超级战士"，让人们看到了治愈肿瘤的希望。

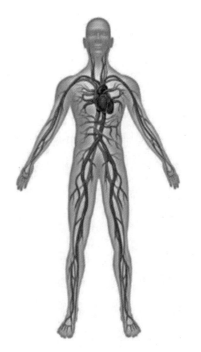

图 3-1 人体的血液循环及遍布周身的动脉和静脉

你可能会说，我知道血液循环（图 3-1），知道血液会在心脏的收缩和舒张作用下按照一定方向在心脏和血管系统中周而复始地流动。我们身体的每一个地方都分布着毛细血管，血液循环使每一个细胞都能从血液中获得各种营养物质、水分及氧等；同时把代谢产生的二氧化碳、尿素、尿酸等废物排至血液，分别输送到呼吸器官及排泄器官，进而排出体外。那么你有没有听说过淋巴循环呢？

其实淋巴循环是机体循环系统的一个组成部分，是淋巴液在淋巴管中循环，最后流入静脉，汇入血液的循环（图 3-2）。淋巴液是人和动物体内的无色透明液体，内含免疫细胞，部分由组织液渗入淋巴管后形成。淋巴管是结构与静脉相似的管子，

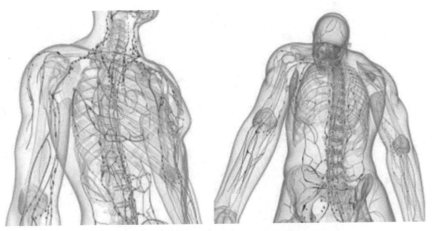

图 3-2 与血液循环并行的淋巴循环

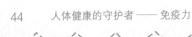

分布在全身各部。淋巴管基本上是跟血管并行的，有毛细血管的地方就会有毛细淋巴管。淋巴循环对于人体的免疫系统有着至关重要的作用。

● 免疫系统的功能

免疫系统有三大功能，其中最为人们熟知的功能是时时刻刻保护着机体健康，抵御外来病原微生物的侵扰，此时免疫系统就好比一个保家卫国的士兵。除对外作战外，我们机体的细胞由于新陈代谢会产生很多不需要的代谢产物，同时机体的一些衰老的细胞、病变的细胞，也需要进行更替。这些需要代谢的产物和病变细胞对于机体来说好像是"垃圾"一样，如果不及时清理，会影响身体健康。免疫系统的第二个功能是把身体里的废物清除出体外，此时免疫系统就好比我们城市里的清洁工人，每天辛勤工作，为身体营造良好的运行环境。当然清除工作很重要的一项是清理战场，把被杀死的外来敌人一块儿清除掉。免疫系统的第三个功能是组织修复。因为敌人的入侵会导致局部的组织损伤，免疫系统这时就会化身成建筑工人，把被破坏的组织修补好，以抵御下一次的战争。士兵、清洁工人和建筑工人的形象是免疫系统功能的完美写照（图3-3）。

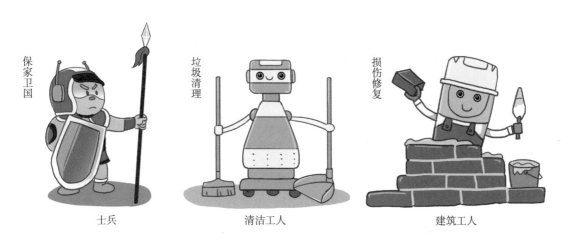

保家卫国　　　　士兵　　　垃圾清理　　　　清洁工人　　　损伤修复　　　　建筑工人

图 3-3　免疫系统的三大功能：抵御、清除和修复

● 主要的免疫器官

如果把我们的身体比喻成一个独立的国家的话，那免疫系统就是保卫国家、维持治安的军警系统，也是和平时期的清洁工人和建筑工人。那么你有没有想过，这些军队、警察是怎么产生的？他们在哪里工作呢？

其实我们身体里类似于部队、警察局的地方叫作淋巴器官，又叫作免疫器官。主要的淋巴器官包括骨髓、胸腺、淋巴结和脾脏，它们彼此之间都经由淋巴导管和血管相互连通，在体内形成一个庞大的、有机的、系统的智能网络（图 3-4）。

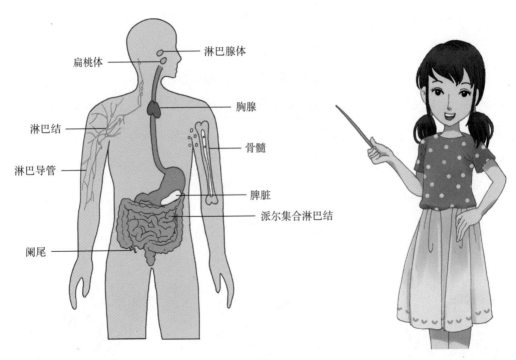

图 3-4　免疫器官的分布

骨髓是人体的造血器官，位于骨髓腔中，是各种血细胞的发源地。人体每秒钟就有 800 万个血细胞死亡，并有相同数量的细胞在这里生成，这里面就包括免疫细胞。如果说免疫细胞是士兵，骨髓就是真正意义上的制造士兵的"兵工厂"（图 3-5）。

胸腺位于胸骨柄后方，由不对称的左、右两叶组成，其形状不一，多被脂肪组织覆盖，呈现为浅黄色。如果说骨髓是生产士兵的"兵工厂"的话，胸腺就是特种部队的"训练营"。为了赢得战争，我们往往需要拥有一支"身怀绝技"的特种部队，因此一种从骨髓产生的免疫细胞——T细胞必须先来到胸腺，在这里这些T细胞要接受魔鬼一般的训练。结果是大多数的T细胞都没能通过最后的达标考核，被淘汰了，但是从胸腺出来的T细胞就成了战斗中的精英。

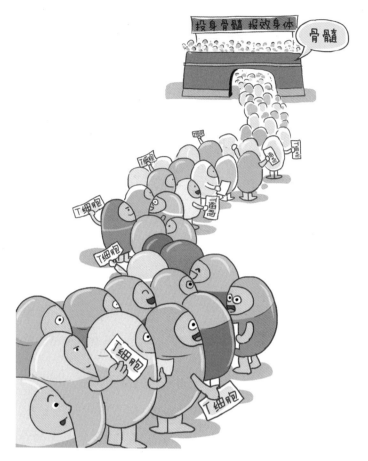

图 3-5　每天都有成千上万的免疫细胞从骨髓中产生

　　淋巴结就是淋巴导管上四处分布的呈椭圆形或蚕豆形的淋巴组织小体。人体各部位或器官的淋巴管，一般都先汇集至附近的局部淋巴结。当身体某局部或某器官发生感染时，细菌、毒素等异物可随淋巴液经淋巴管扩散到附近相应的淋巴结。外来的入侵者和免疫细胞都聚集在这里，因此淋巴结可以说是一个双方直接交锋的战场（图 3-6）。当因感染而开始作战时，淋巴结内的免疫细胞迅速增殖，功能旺盛，这时淋巴结就会肿大，我们甚至能摸到它。肿胀的淋巴结是一个很好的信号，它正告诉你身体受到感染，而你的免疫系统正在努力工作着。淋巴结具有阻截和清除这些细菌或毒素等异物的作用。当局部淋巴结不能阻截和清除这些细菌或毒素时，病变还可

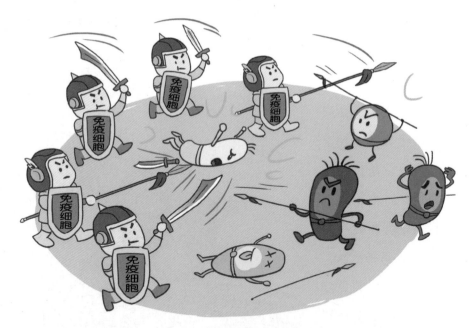

图 3-6 淋巴结是病原体和免疫细胞直接交锋的战场

沿该局部淋巴结的输出管向远处蔓延和扩散。

　　脾脏是人体最大的淋巴器官，位于腹腔的左上方，呈扁椭圆形，暗红色，质软而脆。当脾脏受暴力打击时容易破裂出血。脾脏是血液的仓库，它肩负着过滤血液的职能，能除去死亡的血细胞，并吞噬病毒和细菌。最重要的是，脾脏是 B 细胞大量存在的地方，我们前面说的免疫系统的"核武器"抗体在这里大量生成，因此脾脏可谓是免疫系统的"核武器仓库"。

　　除骨髓、胸腺、淋巴结和脾脏之外，肠道中的派尔集合淋巴结、扁桃体、阑尾中也含有大量的淋巴细胞，在免疫应答中发挥着各自的作用。

● **主要的免疫细胞**

　　平常待在免疫器官中行使免疫保护功能的就是免疫细胞。免疫细胞的种类有很多，包括 T 细胞、B 细胞、肥大细胞、巨噬细胞、中性粒细胞、自然杀伤细胞、树突状细胞、嗜酸性粒细胞和嗜碱性粒细胞等（图 3-7）。免疫细胞在体内的分布与分工具有重要的战略意义。

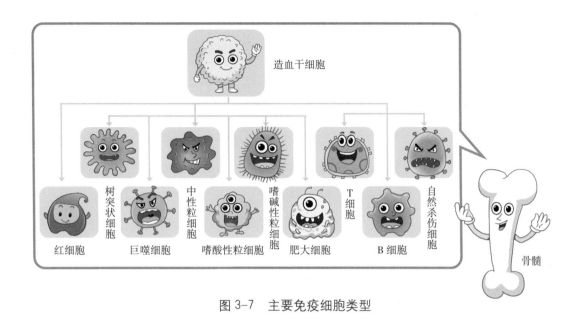

图 3-7　主要免疫细胞类型

　　肥大细胞是守卫机体门户的"哨兵"细胞，主要分布在皮肤、黏膜下组织和血管壁周围等微生物进入机体所必经的通道。它们识别微生物所特有的各种危险信号，之后释放胞质颗粒中的炎症因子，类似于点燃烽火台上的烽火，召集各种免疫细胞至被侵组织部位，共同对抗外来入侵。

　　巨噬细胞是分布于全身各种组织之中的"常驻边防部队"，它们具有较强吞噬与消化能力，是微生物穿过体表后的第一道主要防线。占外周血免疫细胞总数三分之二的中性粒细胞是不停地随血液循环巡逻机体的"野战"部队，能够在感染部位穿出血管壁，迅速抵达发生感染的组织部位，执行吞噬与消化入侵病原微生物的功能。中性粒细胞的寿命仅有几天，因此可以算是免疫系统中的"敢死队"。巨噬细胞与中性粒细胞都能吞噬机体中的病原体，因此被统称为吞噬细胞。

　　自然杀伤细胞是另一类重要的免疫细胞，因为其非专一性的靶细胞杀伤作用而得名。该细胞胞浆中有嗜天青颗粒，该颗粒的含量与它的杀伤活性成正比。自然杀伤细胞在识别入侵的敌人后，杀伤作用出现早，在体外 1 小时、体内 4 小时即可见到明显的杀伤效应。

T细胞和B细胞以淋巴结和脾脏为"驻扎营地"，是免疫系统的"特种兵"。外界病原微生物侵入机体后，如果能够在组织中"过五关斩六将"，最终随着血液到达脾脏、淋巴结的话，就轮到T细胞、B细胞发挥作用了。T细胞、B细胞反应的主要特点是能够区分不同微生物或者抗原之间的细微差异，似乎与现代战争的"精确打击"有点相似。而且这种特异性反应是有记忆的，也就是说它们能帮助身体记住以前的入侵者的特征，从而获得针对该种微生物的免疫力，并在相同的微生物再次出现时迅速识别它们，更为有效地完成防御的使命。

可以说淋巴循环和血液循环构建了一个机体内免疫系统的网络结构，各种各样的免疫细胞经由淋巴循环和血液循环，在血液与淋巴器官之间不断巡视。在机体的每个分布着毛细血管和毛细淋巴管的角落，任何异常都逃不过免疫系统的"天眼"。

▶ 二、你知道是谁最先发现免疫细胞的吗

从贝林的抗毒素疗法开始，不断获得的学术成果深化了人们对免疫系统的认识，而这些认识基本是围绕抗体展开的。由于抗体作为蛋白质分子广泛存在于血液、组织液和外分泌液之中，故人们将抗体介导的免疫功能称为体液免疫。以抗体为核心的体液免疫研究在很长一段时期一直占主导地位。而与贝林几乎同一个时代的俄国的一位病理学家第一次发现了免疫细胞，他就是梅契尼科夫（1845—1916年）（图3-8）。

梅契尼科夫出生在哈尔科夫附近的一个村庄，位于当时俄罗斯帝国统治下的乌克兰境内。1882年在研究海星幼体的发育时，梅契尼科夫观察到海星幼虫体内有一种透明、可移动的细胞，能包围侵入的异物，包括靛蓝染料颗粒、幼虫变态过程中变得无用的身体部分。梅契尼科夫认为这种细胞有防御功能，可以清除入侵的异物，尤其是细菌，并创

用"吞噬细胞"一词。

梅契尼科夫发现了海星"胞噬作用"的存在，并提出了一个在当时相当激进的理论。他认为，即便海洋的无脊椎动物也拥有摄取和破坏外源物质、入侵细菌的吞噬细胞（图3-9），高等脊椎动物也会有同样的吞噬细胞执行相似的保护性功能。这是人类最早对免疫细胞的认识。然而当时许多人反对这一理论。当时大多数病理学家认为炎症反应以及伴随出现的吞噬细胞对机体是有害的，而不是有保护作用的。当时甚至还有这样的认识：吞噬细胞可能确实摄入感染

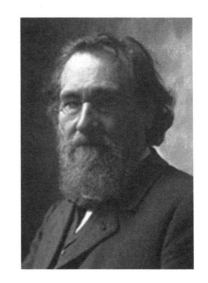

图 3-8　梅契尼科夫

性微生物，但是其结果并非造成它们的破坏，而是将微生物运送到全身各处，

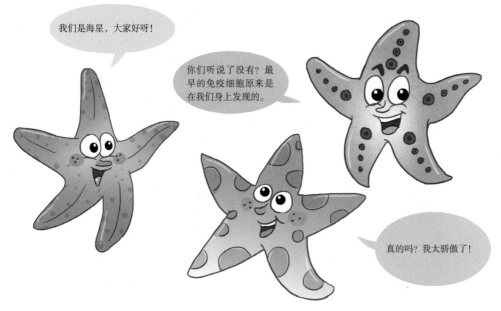

图 3-9　梅契尼科夫第一次在海星体内观察到了吞噬细胞

导致感染的传播。

梅契尼科夫开创了细胞免疫理论的先河。但是当时细胞免疫理论还是受到了明显的抵制，体液免疫学说一直压倒性地占据免疫学的统治地位，并且这一局面持续了很长时间。虽然如此，体液免疫学派与细胞免疫学派之间发生的激烈争论一直没有停息，并且推动了免疫学的巨大发展（图 3-10）。所以说，科学是很包容的，不是所有的冲突都是坏事。而且"是金子总会发光"，真理是经得起检验的，在争论中去伪存真、去芜存菁的过程正是科学发展所需要的。1908 年瑞典科学院将诺贝尔生理学或医学奖同时授予细胞免疫学派的创始人梅契尼科夫和提出抗体"侧链理论"的体液免疫学派的代表人埃尔利希。

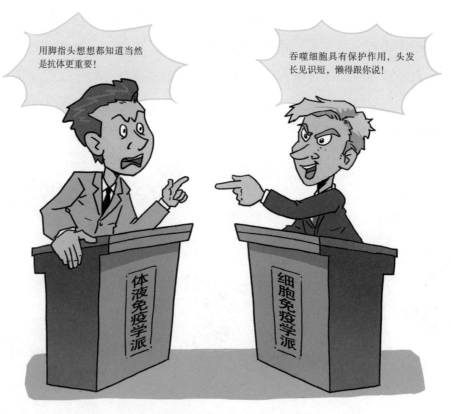

图 3-10 历史上体液免疫学派和细胞免疫学派的争论

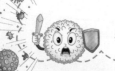

三、你爱吃鸡屁股吗

鸡屁股非常美味，有很多人特别喜欢吃。但是不知道大家在吃的时候有没有认真端详一下鸡屁股呢？鸡屁股上面有一个明显的突起，叫作尾脂腺。其实不仅鸡有，鸟类基本都有，它能分泌一些油乎乎的东西。尾脂腺里面有个叫作法氏囊的结构，150 多年前，科学家发现切除鸡屁股的法氏囊会导致抗体产生缺陷。原来，鸟类的法氏囊内有一群产生抗体的免疫细胞。因为这群细胞是在法氏囊里发现的，因此大家就用法氏囊的英文 Bursa 的首字母 B 来命名这群细胞，称为 B 细胞（图 3-11）。你没想到吧？鸡屁股上的法氏囊是鸡的免疫器官，是专门用来对付各种细菌、病毒的。但是有一些毒物没办法消除，也排不出去，就存在这里了。于是鸡屁股就成了储藏病菌和毒物的仓库。如果这只鸡吃了一些致癌的物质，比如杀虫剂、发了霉的粮食、抗生素、催长类的激素等物质，这些物质会日积月累地储藏在鸡屁股里。所以鸡屁股还是少吃为好。如果你就是

猜猜看？!

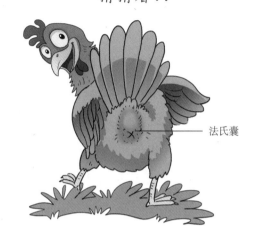

图 3-11　B 细胞是在鸡的法氏囊中被发现的

好这口，记住要剥开，洗干净，高温煮透，最好把法氏囊整个去掉。

科学家从鸡屁股的法氏囊中发现了 B 细胞后，又在胸腺中发现了一群新的免疫细胞，因此用胸腺的英文 Thymus 的首字母 T 来命名这群细胞，称为 T 细胞。在 20 世纪前几十年，科学家一直倾向于认为抗体是免疫应答的关键分子，而细胞免疫的问题则被大家忽视。直到 20 世纪后半叶 T 细胞、B 细胞被发现和重视后，才重新确立了细胞免疫在免疫学中的重要地位。

T 细胞和 B 细胞是主要的特异性免疫细胞。与梅契尼科夫发现的吞噬细胞相比，它们可以算是免疫系统的"特种部队"。为什么这么说？因为 T 细胞和 B 细胞分别依靠各自细胞表面表达的 T 细胞受体（TCR）和 B 细胞受体（BCR）识别抗原。你可能要问了，TCR 和 BCR 有什么不同吗？

　　大家仔细看一看 TCR 和 BCR 的结构示意图（图 3-12），细心的你们可能发现了，这个 BCR 好像似曾相识。没错，BCR 跟我们前面说的抗体结构类似，都是 Y 字形。唯一的区别就是 BCR 是表达在细胞表面的，而不是分泌的。而 TCR 则类似于抗体的半个 Fab 段。就像抗体具有多样性的可变区一样，BCR 和 TCR 也具有可变区。也就是说我们身体里的每一个 T 细胞或者 B 细胞，它们的 TCR 和 BCR 都是不一样的，TCR 和 BCR 的多样性可达到万亿级别。那么，为什么机体需要这么多不同的 TCR 和 BCR 呢？因为与吞噬细胞吞噬的对象没有特异性不同，T 细胞和 B 细胞是"一对一"地识别抗原，每一种 TCR 或 BCR 都只跟特定的一种病原体上的抗原表位结合。为了应对我们所处环境中的各种各样的病原体，TCR 或 BCR 就必须具有多样性。

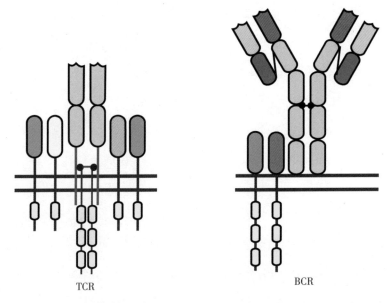

图 3-12　TCR 和 BCR 的结构示意

一方面，TCR 识别了病原微生物以后就会使 T 细胞活化。活化以后 T 细胞要做的事就是迅速壮大自己的力量。怎么壮大？最直接的方式就是通过一变二、二变四、四变八……这样几何级的增长速度，用不了几次，拥有同样 TCR 的 T 细胞就变得非常多了（图 3-13）。下一步，这些 T 细胞就拿着武器，冲向战场。因为它们都是特异性针对某种病原微生物的，所以攻击能力很强，一般"三下五除二"，就能把病原微生物杀死。不仅如此，它们还能把这种病原微生物记下来，下次再见到这种病原微生物时能迅速认识它，并继续攻击它。

另一方面，BCR 在病原微生物的刺激下也会激活 B 细胞，B 细胞经过与 T 细胞相似的增殖过程，会进一步分化成浆细胞。浆细胞有一种特异功能，就是能分泌抗体。抗体的特异性与分化成浆细胞的 B 细胞的 BCR 的特异性是一致的。抗体可以通过我们前面说到的中和作用、激活补体的溶细胞作用以及 Fc 段介导的吞噬、杀伤作用来

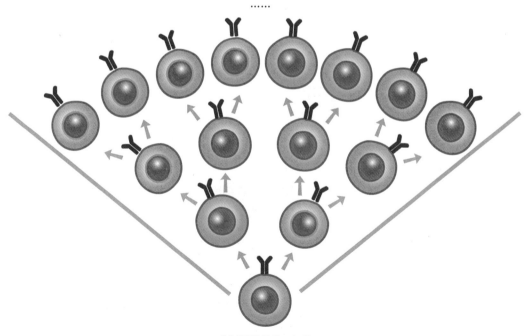

几何级增长的 T 细胞

图 3-13　浩浩荡荡的 T 细胞大军

清除特定的病原微生物。如果今后这种病原微生物再次侵入机体，除了 T 细胞会记住，冲上前去与它们作斗争，B 细胞也会记住它们，快速分化，产生抗体与它们结合，使其失去致病能力。由此可见，机体的 T 细胞和 B 细胞之所以被认为是免疫大军中的"特种部队"，就在于它们能特异性地识别病原微生物，而且只要见过某种病原微生物一次，就具备了对该病原微生物的免疫力。这也是为什么我们只要服用或注射了某种疫苗，或得过某种传染病，就对这种病原体具有免疫力的原因。

　　T 细胞主要是通过跟外来敌人直接面对面、真刀真枪地肉搏发挥作用，介导的是细胞免疫应答；而 B 细胞则主要是通过分泌抗体来发挥作用，被称作体液免疫应答。人们在后来逐渐认识到，在功能上 T 细胞和 B 细胞有协同作用，T 细胞可辅助 B 细胞产生抗体。T 细胞介导的细胞免疫和 B 细胞介导的体液免疫在功能上体现着既有一定明确的分工，又有相互功能协作的关系。至此，关于"体液免疫和细胞免疫哪个更重要"的争论终于有了结果：体液免疫和细胞免疫同等重要，它们相互合作、相互补充，共同形成我们机体的免疫力，保卫身体免受病原体侵袭（图 3-14）。

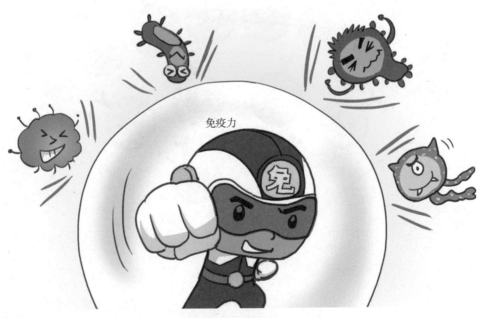

图 3-14　免疫力

人类与生俱来的完美防御系统，那就是免疫力，它随时都处在绝佳的"攻防"状态，帮助抵抗外来的入侵者。在炎症中，每一种免疫细胞都来到感染部位，八仙过海，各显神通。免疫系统的反应大体分为先天性免疫（固有免疫）和获得性免疫（适应性免疫）两大类，而免疫细胞也被相应地分为固有免疫细胞和特异性免疫细胞两大类（图 3-15）。

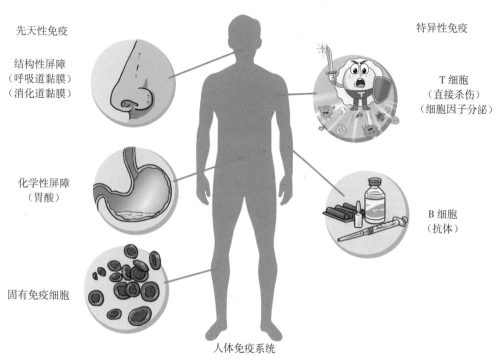

图 3-15　先天性免疫和特异性免疫

先天性免疫是人生下来就具有的。我们天生都对病原体有一定程度的免疫力，包括我们皮肤及呼吸道、消化管、生殖道致密的黏膜上皮形成的天然结构屏障，能阻挡病原体的入侵，是抵御外部病原体的第一层防御。人体分泌的一些化学物质（如胃酸）和杀菌物质，也能杀灭病原体。固有免疫细胞包括肥大细胞、巨噬细胞、中性粒细胞、自然杀伤细胞、树突状细胞、嗜酸性粒细胞和嗜碱性粒细胞等。先天性免疫是生物在长期进化中逐渐形成的，没有特异性，针对侵入机体的所有病原体，也没有免疫记忆。

但是先天性免疫对病原体的清除能力比较弱，很多感染往往需要特异性免疫来彻底清除。

与先天性免疫不同，获得性免疫是人生下来之后在生存过程中同体内外各种因素长期斗争逐渐获得的。从进化上来说获得性免疫系统是一个非常年轻的系统，在高等脊椎动物机体中才出现。获得性免疫应答具有高度特异性和记忆性的特点，也就是说它们一对一地识别病原体，并且在反应后能记住病原体的特征，在再次感染时能启动更有效的反应。特异性免疫细胞主要是 T 细胞和 B 细胞。实际上特异性免疫系统是在固有免疫系统的基础上的一次飞跃，它给免疫系统增加了更智能、更现代的成分和功能。

这样看来，特异性免疫似乎比固有免疫更牛更重要。其实不然。一方面，固有免疫屏障是机体抵御外来微生物的最重要的部分，大多数外来微生物都被这道屏障拦截了。部分侥幸进入机体的微生物，也是要先经过与固有免疫细胞的浴血奋战，甚至将抗原信息加工处理，才能启动 T 细胞或 B 细胞的应答；另一方面，T 细胞、B 细胞活化后释放出活性物质，包括抗体，也会反过来活化固有免疫细胞，增强其吞噬和杀伤、处理异物的能力，促进固有免疫反应。因此特异性免疫和非特异性免疫各有其独特的作用，两者是相互关联、密切配合的，缺一不可。

▶ 四、为什么 T 细胞"衣来伸手、饭来张口"

你现在是不是觉得 T 细胞是一个英勇无畏的战士？或者你更喜欢用"超人""救世主"这样的字眼来夸赞自己心目中的英雄（图 3-16）？可是如果我告诉你，其实你心目中的英雄是一个"衣来伸手、饭来张口"的妈宝（图 3-17），你会怎样？超人和妈宝的角色转换是不是让你有一点怀疑人生了？也许你会惊讶，也许你难以接受，但真相就是如此。先别着急，让我来告诉你这位超级英雄"衣来伸手、饭来张口"背后的原因。

说到这个，我们不得不从移植说起。大家肯定听说过脐带血。脐带是我们每个人在胎儿时期与妈妈之间联系的结构，形状如一条绳索，表面光滑透明，内含血管，跟妈妈子宫壁上的胎盘相连。脐带对在妈妈子宫里的我们非常重要，因为那时候我们还不会吃东西，也不会排尿排便，我们完全要依靠脐带，从妈妈那里获得营养、排泄废物。一旦胎儿出生了，脐带就会被剪断，我们也就开始了独立的生活。

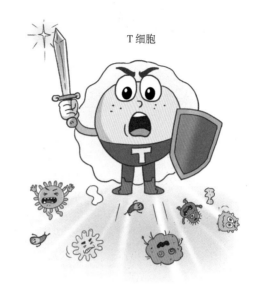

图 3-16　英勇无畏的 T 细胞

脐带剪断时脐带和胎盘中残留的血液就叫作脐带血（图 3-18），脐带血通常是废弃不用的。但是近十几年的研究发现，脐带血中含有可以重建人体造血和免疫系统的造血干细胞，可用于造血干细胞移植，治疗 80 多种疾病。因此越来越多的妈妈都会选择将孩子的脐带血保存下来，在孩子成长过程中如果遇到疾病，脐带血中的造血干细胞就可以为他们的健康多提供一层保障。那么我的问题来了，你的妈妈留的你的脐带血中的造血干细胞能不能用到别人的身上呢？答案是否定的，因为我们每个人都不一样，不同个体相互移植时会发生排斥反应。那么为什么会发生排斥反

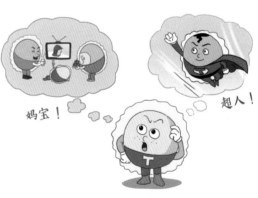

图 3-17　妈宝？超人？

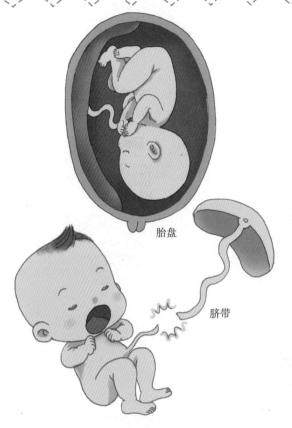

图 3-18　脐带血

应呢？

　　美国遗传学家乔治·斯内尔（George D. Snell，1903—1996年）（图 3-19）是移植免疫和免疫遗传学的主要奠基人，他在器官移植的免疫机制研究方面做出了杰出的贡献。他采用培养纯品系小鼠的方法，对与移植排斥相关的基因进行分析。当一个品系小鼠的皮肤移植到另一个品系的小鼠身上的时候，通常会因为排斥而失败。利用当时有限的遗传学研究方法和技术，斯内尔发现移植排斥主要是由一个叫 H-2 的基因复合体所控制。当两个小鼠品系拥有相同的 H-2 复合体的时候，它们就能接受彼此的皮肤。否则，它们将相互排斥。1948 年，斯内尔把这个位点命名为主要组织相容性复合物，英文简称为 MHC。

　　20 世纪 40 年代正值第二次世界大战期间，远离战场的美国还能为科学家提供安静的科研环境，但欧洲的情况就很糟糕。比如这个时候，法国科学家让·多塞（Jean Dausset，1916—2009 年）（图 3-20）就不得不去部队的医院工作，直到第二次世界大战结束后才能重新在输血中心从事他的科学研究。1958 年，他发现并命名了人类第一个白细胞抗原 HLA。更重要的是，多塞和其他人的研究发现 HLA 和器官移植的成功率相关，是人体主要控

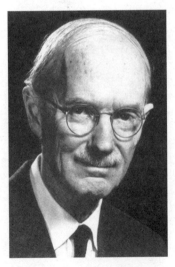

图 3-19　乔治·斯内尔

制移植排斥的基因位点。虽然名字不同，人类中的 HLA
和小鼠中的 MHC 实际上是同一类基因，有着相同的功能。
在人和小鼠中之所以有不同的名字，主要是因为它们被
发现的时候功能不同。一般而言，当科学家发现一个新
的基因并给这个基因命名的时候，名字和被发现的最初
功能是相配的。多塞对 HLA 的研究，把斯内尔所开展的
工作推进了一步，从小鼠到人体，为移植免疫学的发展
做出了巨大的贡献。

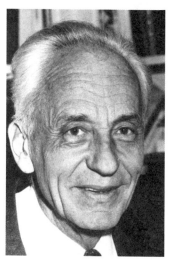

图 3-20　让·多塞

　　MHC 基因有着两个不同的名字实在有些让人意外，
但更让人意外的是它还有第三个名字。因为斯内尔和多
塞都是从器官移植的角度去研究 MHC，这些基因在正常情况下有什么功能，当时还
不清楚。美国科学家巴鲁赫·贝纳塞拉夫（Baruj
Benacerraf，1920—2011 年）（图 3-21）主要研究
哪些基因决定是否有免疫反应发生。他用两种不同
的豚鼠品系免疫同一个蛋白，结果发现有一个品系
会对这个蛋白有免疫反应，而另外一个品系的豚鼠
则没有。随后的研究显示，是否对这个蛋白有免疫
反应主要是由一个基因位点控制的，他把这个基因
命名为免疫反应基因 Ir。巧合的是，这个决定免疫
反应的基因，就是控制是否有排斥反应的基因，也
就是人体中的 HLA 或小鼠里的 MHC（图 3-22）。

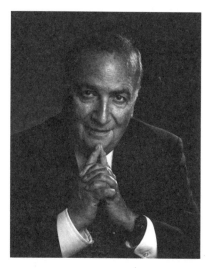

图 3-21　巴鲁赫·贝纳塞拉夫

　　所以，上述三位科学家用不同的研究方法和不同的研究对象，最后都鉴定出了
MHC 基因复合物，这也说明了 MHC 有多方面的功能。但这些功能可以统一起来用
一句话描述，就是决定和调节免疫反应。这也是 1980 年，诺贝尔生理学或医学奖共
同授予他们三个人的理由。

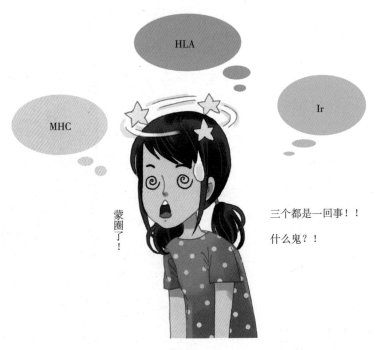

图 3-22　不同名称的同一个 MHC

　　在认识了 MHC 以后，我们要转回 T 细胞的话题了。在 20 世纪 60 年代，科学家们知道了 T 细胞，知道了它们是针对病原微生物的强大而特异的武器。但是，科学家们也发现，T 细胞并不能直接针对抗原反应，这中间必须有另外一种细胞来帮助它们摄取抗原、处理抗原，然后供它们识别。这就好比小宝宝张着口、伸着手，等着爸爸妈妈把食物和衣服送过来。

　　起初，科学家猜测这种"保姆"细胞可能是巨噬细胞，理由是巨噬细胞能够摄取外来的抗原。巨噬细胞的确能够摄取抗原，而且还能进一步刺激并激活 T 细胞，但是辅助 T 细胞活化能力最强的是后来被发现的另一种细胞。1973 年，加拿大科学家拉尔夫·斯坦曼（Ralph Marvin Steinman，1943—2011 年）（图 3-23）在小鼠脾脏细胞中发现了一种以前没有注意到的细胞。这类细胞在显微镜下呈现出一种奇怪的形状，就像是神经系统里神经细胞的树突一样，有多个像触手一样的分叉结构。因此，他把这类细胞命名为树突状细胞（图 3-24、图 3-25）。面对这类形状奇特的树突状细胞，斯坦曼感到非常兴奋，因为他想这些奇特的形状必然伴随着与之相配的功能。在他看来，那些触手一样的分叉可能会让细胞更好地摄取外来的物质；另外分叉结构增加了细胞的表面积，从而为它与其他细胞合作提供了空间。

在接下来的十几年里，斯坦曼的研究和随后其他科学家的研究都表明，树突状细胞的确是更加专业的 T 细胞的"保姆"细胞，现在人们称这种"保姆"细胞为抗原提呈细胞。树突状细胞在摄取抗原后，在细胞内消化抗原，并且把消

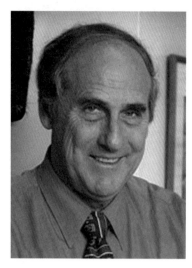

图 3-23 拉尔夫·斯坦曼

化后的抗原片段与我们前面说到的 MHC 分子组装在一起，提呈到细胞表面，供细胞识别，促进 T 细胞活化。可以说没有树突状细胞，T 细胞就不能变成"超

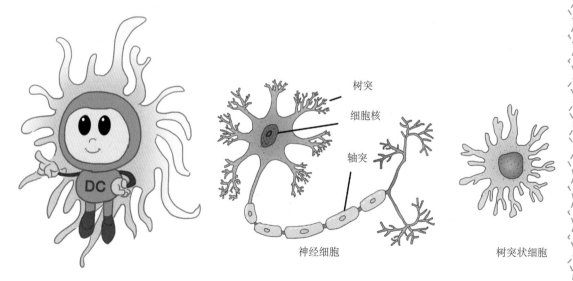

图 3-24 "长发飘飘"的树突状细胞

图 3-25 神经细胞和树突状细胞

级英雄"。所以，树突状细胞是启动 T 细胞免疫应答的第一步，是联系固有免疫和特异性免疫的"桥梁"（图 3-26）。斯坦曼教授用自己的坚持和不懈的努力，终于让树突状细胞得到了大家的认可，并且让树突状细胞成为人体免疫系统军团里的又一个新兵种。2011 年 9 月诺贝尔奖委员会宣布了斯坦曼获得当年的诺贝尔生理学或医学奖，但遗憾的是，斯坦曼本人在消息宣布后的一个月离开了这个世界，无法亲自去参加当年 12 月的颁奖典礼。

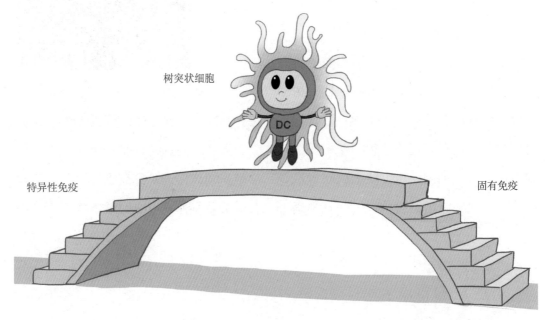

图 3-26　树突状细胞是联系固有免疫和特异性免疫的"桥梁"

　　除斯坦曼发现了 T 细胞的"超级保姆"树突状细胞以外，在同一时期，MHC 复合物提呈抗原、刺激 T 细胞应答的另外一个重要机制也被发现了，做出这一发现的是当时还很年轻的澳大利亚科学家彼得·杜赫提（Peter C. Doherty，1940—　 ）和瑞士科学家罗夫·辛克纳吉（Rolf M. Zinkernagel，1944—　 ）（图 3-27）。

　　1973 年，瑞士医生辛克纳吉觉得他自己的兴趣不是临床，而是科学研究。时年 29 岁的他携带家人去了澳大利亚国立大学攻读哲学博士学位。在那里他遇到了比他

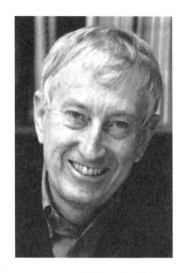
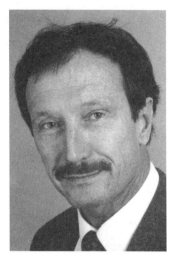

图 3-27　彼得·杜赫提（左）和罗夫·辛克纳吉（右）

大 4 岁的杜赫提，一名年轻的博士后。因为共同的兴趣和互补的研究经历，他们决定合作研究针对病毒的 T 细胞免疫反应。病毒是细胞内的病原微生物，针对病毒的免疫反应主要是由 T 细胞对感染病毒的靶细胞进行杀伤，但这个过程的原理还不清楚。很快，他们研究发现了一个有趣的现象：只有 T 细胞和感染病毒的靶细胞的 MHC 相配的时候，T 细胞才能对该细胞进行杀伤。换句话说，MHC 决定了 T 细胞是否能够对感染病毒的细胞进行反应。在 T 细胞发生免疫应答时，T 细胞表面的 TCR 一方面识别靶细胞表面表达

的自身 MHC 分子（自我识别），另一方面识别由 MHC 分子结合的抗原肽（特异性抗原识别）（图 3-28）。特异性 T 细胞只能对自体细胞表面 MHC 分子提呈的抗原肽（表位）产生应答。

虽然 MHC 基因位点曾经有三个不

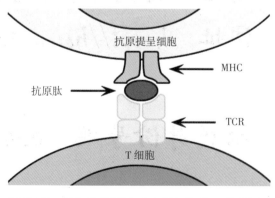

图 3-28　T 细胞识别自身 MHC 分子 + 抗原肽

同的名字，但现在基本上都用最早发现的主要组织相容性复合物 MHC 这个名字。原来 MHC 不是一个分子，而是一群分子。这群分子具有高度的多样性，不同个体的 MHC 分子都是不一样的。换句话说你可以理解成 MHC 分子好比是人的"基因身份证"（图 3-29）。大家都知道，每个人的身份证记录着我们的姓名、性别、出生日期、住址。就算两个人同名同姓、同年同月出生，也会有各自独特的身份号码。MHC 分子也一样，除了同卵双胞胎具有一样的 MHC 分子，人群中 MHC 分子完全相同的概率极低。我们经常会听到电视节目里说患了白血病的孩子等待着合适基因配型的骨髓捐赠者，这里要配型的，就是 MHC 分子。MHC 分子还有一个特点，就是孩子的 MHC 有一半来自妈妈，另一半来自爸爸。也就是父母和孩子之间的 MHC 至少有一半是一样的，同胞兄弟姐妹之间，也有 1/4 相同的概率。因此，比起陌生人，我们更容易在亲属中配型成功（图 3-30、图 3-31）。另外，MHC 分子还具有通过 DNA 鉴定遇害者的身份，或者通过 DNA 做亲子鉴定的潜能。

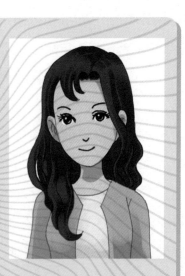

姓名　　得意菌

性别　女　民族　*DEYI*

出生　　2012年5月18日

住址　　*http://house.deyi.com*

公民身份号码　*000000201205181314*

图 3-29　身份证是我们每个人的身份标志

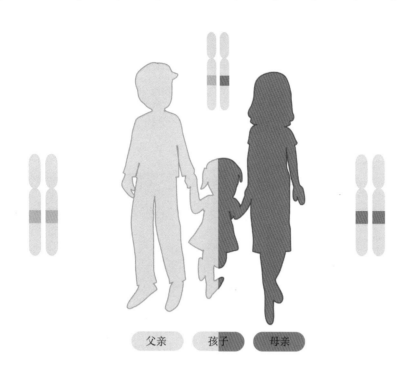

图 3-30　孩子的 MHC 分别遗传自父亲母亲

　　杜赫提和辛克纳吉的研究成果说明，我们身体里的 T 细胞只认识我们自己的 MHC 分子提呈的抗原，别人的不但没有用，还会引起排斥反应。也就是说，我们的 T 细胞，不但是个"饭来张口"，需要树突状细胞伺候的妈宝一枚，更可气的是，它可不是随便一个人送来什么食物都照单全收，相反，它的嘴非常挑剔，只吃家里保姆阿姨做的饭食。这样的 T 细胞

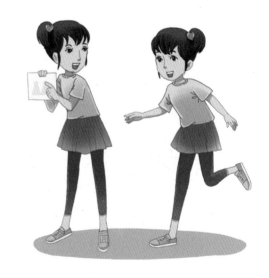

图 3-31　同卵双胞胎拥有完全相同的 MHC 分子

有没有一点"作死"的感觉？杜赫提和辛克纳吉发现了T细胞识别抗原的MHC限制性，21年后，这两位科学家分享了1996年的诺贝尔生理学或医学奖。

在过去的100多年里，诺贝尔生理学或医学奖两次授予了与主要组织相容性复合物直接密切相关的工作者。享有过这一特殊待遇的免疫分子，除了MHC，就只有抗体了。而且，MHC的功能还没有被完全研究清楚，它与我们免疫系统最重要的T细胞的免疫应答相关，随着科学家对它进一步的研究，没准还会有更多的惊喜。

▶ 五、你以为只有你才会受教育吗

T细胞是一个"满身是戏"的细胞，因为它身上总有一些我们弄不明白的问题。比如说听了MHC限制性的故事，可能就有人要问了，为什么T细胞只识别自己的MHC分子呢？它是怎么知道哪个是自己的MHC分子的？这是非常棒的问题，但是答案比你们想象的简单——因为它们受过教育（图3-32），就像你们现在上学，在学校里学习知识，学习分辨真善美、假恶丑一样，别以为只有你们才会受教育。

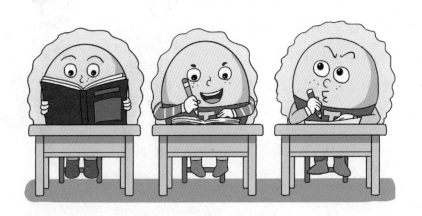

图 3-32　细胞也会受教育

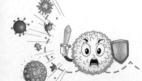

● T 细胞的 "学校"

我们前面说过，T 细胞在骨髓产生以后，会到一个特种部队训练营接受魔鬼般的训练，只有考核通过的 T 细胞，才能真正成熟。这个训练营就是胸腺。

人们从胸腺中发现了 T 细胞，知道胸腺是一个淋巴器官。但是却发现它与其他淋巴器官不同，即使机体受到大量微生物入侵的时候，它也完全 "无动于衷"，在结构上不发生任何变化。因此人们一直不清楚胸腺的功能，只知道胸腺有一些古怪的特征：在胚胎时期，它相对于身体的其他器官来讲，重量是最大的，有 10 ～ 15 克；出生后，它继续长大，到 12 岁时可达到 30 ～ 40 克；但到青春期性成熟以后胸腺就开始退化了，体积越来越小；等到老年时，它萎缩得比出生时还小，而且大部分都被脂肪组织取代。19 世纪末 20 世纪初，有一批科学家曾企图揭开胸腺的功能之谜，他们主要是从发育生物学的角度去研究的。因为胸腺奇特的生长变化特点使他们相信，胸腺可能是一个与身体生长发育有关的器官。但遗憾的是，他们的研究并没有获得任何有价值的结果。在此后的近半个世纪中，胸腺就很少有人问津了。它被认为是一个 "退化的器官"，默默地躺在胸腔里。一般的生理、解剖教科书偶尔提到它时，也都认为它是一个功能不清的淋巴器官（图 3-33）。直到 20 世纪 50 年代，揭开胸腺功能之谜的时机到来了。

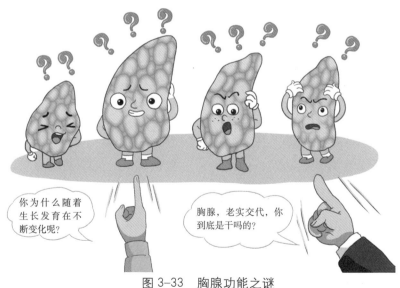

图 3-33　胸腺功能之谜

1951 年，一个 54 岁的老人被送进美国明尼苏达大学医学院附属医院，病人奇特的病史引起了该院著名的儿科学和免疫学教授罗伯特·古德的兴趣。这个患者年轻时身体健康，但近几年却不断地发生严重的细菌感染。几年来，他至少已患了 17 次肺炎，这次又因严重肺炎被收入院。一份化验报告显示，患者血清中几乎没有丙种球蛋白，这说明患者体内几乎不存在抗体。显然患者严重的免疫功能缺陷正是他反复被细菌感染的原因。但是为什么这个老人会出现这种非常罕见的"无丙种球蛋白血症"呢？一张 X 射线胶片引起了古德教授的注意：患者胸腺有一个巨大的良性肿瘤。

巨大的胸腺瘤和无丙种球蛋白血症，这两种都是极为罕见的疾病，却同时出现在一个患者身上，难道是偶然的吗？古德是位临床医生，也是一名造诣很深的免疫学家，他知道胸腺在正常状态下，没有任何证据显示它有什么功能，但是世界上有许多事情都是在"非正常"的情况下才表现出它的真正面目的。现在胸腺上长了一个瘤，患者的抗体就严重有缺陷了。那么是否患者的抗体缺陷是由胸腺的病变引起的呢？古德被脑海中闪过的这一灵感激发了，十分兴奋，决定要用实验来证明这一设想。

古德切除了家兔的胸腺，用牛血清白蛋白做抗原免疫，然后检查它是否会产生抗体。古德满怀希望地等待着预期的结果，但结果却使他大失所望：切除了胸腺的家兔，对牛血清白蛋白的抗体反应几乎没有受到任何影响。虽然他相信胸腺必定与免疫功能有联系，但是却苦于得不到证明，于是他只好将这个没有成功的实验写成报告公布于世。事实证明，这篇研究实验失败的报告具有非常重要的价值。古德对胸腺功能的推测引起了许多科学家们的注意。就在古德的报告发表后不久，其他学者又相继报告了 7 个同样的患者，他们都患胸腺瘤，并且都表现了不同特点的免疫功能缺陷。这些事实使人们越来越意识到，胸腺绝不只是一个简单的退化器官。这条思路一旦被确认，笼罩在胸腺功能上的谜就开始被揭开，谜底就在眼前。

与胸腺类似的还有一个器官，就是前面提到的鸡屁股上的产生 B 细胞的法氏囊。在 300 多年前，意大利解剖学家法布雷西斯发现法氏囊在鸡胚 1 周左右形成，逐渐发育成为一个梨形的囊状结构。小鸡出生后，囊继续长大，到 5 ～ 12 周龄，法氏囊达到最大体积；性成熟时，法氏囊开始退化；到 12 个月左右，法氏囊逐渐消失。对这个与胸腺一样具有神秘特征的器官的发育，几乎经历了与胸腺完全相同的过程。科学家通过漫长的摸索，终于发现鸟类的法氏囊是 B 细胞发育的器官，控制着抗体的产生，并发现只有在生长发育的早期切除法氏囊，才会严重地损害抗体产生能力，而在成年后切除则几乎没有影响（图 3-34）。

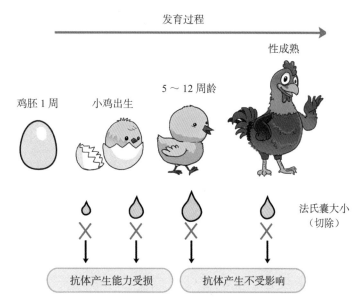

图 3-34　法氏囊切除时间与抗体产生的关系

这一成果引起了古德的注意，于是他立即开始对胸腺功能进行新的研究。实验仍在家兔上进行，不同的是这次在家兔出生后 1 ～ 5 天内就进行了胸腺切除术。这次的实验结果令古德激动不已：新生期切除了胸腺的家兔长到 8 周龄时几乎都不能产生抗体，而正常家兔的抗体反应都完全正常。与此同时，英国的一名刚从医学院毕业的年轻人米勒也发布了他的研究结果。他原来是想研究胸腺与小鼠白血病之间的关系，凭着年轻人敏锐的直觉，他觉得应当在小鼠新生期切除它的胸腺。结果他并没有发现胸腺与白血病的发生有什么关系，却意外地发现切除胸腺的小鼠的免疫功能严重受损，表现为外周血淋巴细胞数量明显降低，淋巴结和脾脏发育很差，特别是对异体皮肤也失去了排斥能力。

现在来看，米勒的工作更加准确地揭示了胸腺的功能，因为胸腺是 T 细胞发育的器官，它所影响的主要是 T 细胞的功能，因此用皮肤移植作指标更准确。而古德也是幸运的，他选择抗体作胸腺功能的指标是不大准确的，但 B 细胞对牛血清白蛋白的反应刚好需要 T 细胞辅助。胸腺功能受损，不能产生辅助 T 细胞，所以 B 细胞也不能活化，抗体也就不能产生了。

在发现胸腺功能的过程中，有许多偶然的故事。当这么多偶然性凑在一起时，就使得胸腺功能的发现过程变得一波三折，科学也因此而变得更激动人心。认识胸腺这个神秘、怪异而又极端重要的免疫器官也许就该拥有这么一个曲折的过程。胸腺功能的发现是免疫学研究中的重大突破，曾多次被提名诺贝尔奖。2003 年古德去世，米勒则作为墨尔本大学荣誉退休教授，多年来一直都在为他的诺贝尔奖目标而执着不懈地游说。也许他的诺贝尔奖之梦总会有实现的一天吧！

● **T 细胞经历的两次大考**

说完了 T 细胞发育所在的胸腺这所学校，我们该开始讲一下在这所学校里，T 细胞们的学习生活情况了。

用一句话来概括，T 细胞在胸腺里总共干了三件事。首先它要形成自己的 TCR。TCR 是 T 细胞识别抗原的核心结构，类似于我们认识世界、改造世界的大脑知识储备。大脑是人体的"司令部"，控制着我们的一言一行（图 3-35）。我们每个人刚出生时都是一张白纸，什么也不知道。在成长的过程中，我们的头脑里渐渐对真假对错、善恶美丑有了自己的认识。T 细胞也一样，刚从骨髓"兵工厂"中产生的 T 细

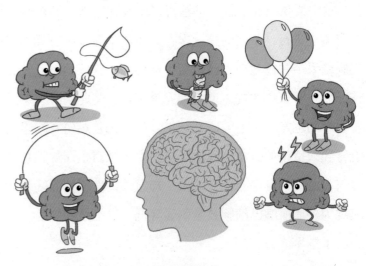

图 3-35　大脑控制着我们的一言一行

胞前体还没有 TCR，在胸腺中通过基因重排产生 TCR。我们每个人都是独特的，我们的知识储备、对事物的认识都不一样，而每一个 T 细胞的 TCR 也都是不一样的。

TCR 形成以后，就是 T 细胞人生中很关键的两次选拔考试，类似于我们的中考和高考。这两次大考有两个很专业的名字，叫作"阳性选择"和"阴性选择"。第一次大考 T 细胞会在学校里第一次遇到胸腺细胞表面的自身 MHC 分子，主要考查它们各自形成的 TCR 认不认识自己的 MHC 分子。如果 TCR 成功识别和结合自己的 MHC 分子，这样的 T 细胞就顺利通过了考试，否则，T 细胞就被淘汰了。这个过程叫作阳性选择。考试结果肯定是"几家欢喜几家愁"（图 3-36），但是在成千上万的 T 细胞大军中，只有大约 1% 的 T 细胞能顺利通过这次考试。经历了阳性选择，通过考核的 T 细胞都将一个原则深深地印在了自己的脑海里：我一定要认准自己的 MHC 分子，一刻也不能忘记。

千军万马挤过了阳性选择这座独木桥，幸存下来的 T 细胞马上又会迎来第二次大考。这一次它们会遇到真正的抗原提呈细胞上的与自身抗原成分结合的 MHC 分子。如果说阳性选择是考查 TCR 能不能认识自身的 MHC 分子，那么阴性选择的考查重

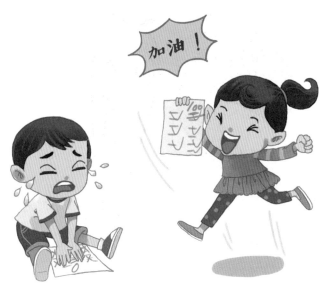

图 3-36　几家欢喜几家愁

点则在 TCR 对自身抗原的识别上。对于不能分辨自己人，与自身抗原肽结合的 T 细胞，机体采取"敌我不分、要你何用"的消灭模式，绝不手软。因为如果放纵这样的 T 细胞毕业，来到社会上，这些 T 细胞就是"危险人物"，会对自己的成分产生免疫反应，那将对社会稳定与和谐造成很大的危害。于是乎阴性选择就是要把这种不稳定因素扼杀在萌芽状态。只有那些不与自身抗原肽结合的 T 细胞才能继续发育。如果说阳性选择是一场残酷的大屠杀，那么阴性选择丝毫也不逊色，大部分的 T 细胞都倒在了这两次考试中（图 3-37）。

一句话总结，阳性选择就是选出与自身 MHC 分子结合的 T 细胞，阴性选择就是在阳性选择的基础上，把那些识别自身抗原的 T 细胞都灭掉。这样，能顺利通过考核、发育成熟的 T 细胞就具有了识别自身 MHC 分子、区分自身抗原成分的火眼金睛，才真正组成了免疫大军中名副其实的"特种部队"（图 3-38）。

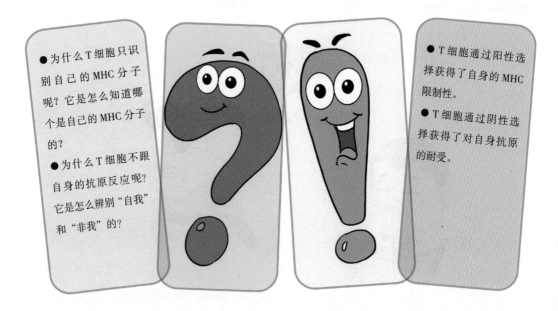

● 为什么 T 细胞只识别自己的 MHC 分子呢？它是怎么知道哪个是自己的 MHC 分子的？

● 为什么 T 细胞不跟自身的抗原反应呢？它是怎么辨别"自我"和"非我"的？

● T 细胞通过阳性选择获得了自身的 MHC 限制性。

● T 细胞通过阴性选择获得了对自身抗原的耐受。

图 3-37　阳性选择和阴性选择的意义

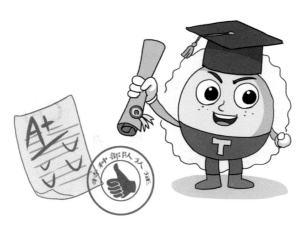

图 3-38　特种部队认证

▶ 六、CAR-T 细胞难道是 T 细胞开汽车吗

CAR-T 细胞是什么？你可能会说了，我知道，car 的中文翻译不就是小汽车吗？T 细胞我也知道了，是一种免疫细胞。但是越解释听起来越晕——难道 T 细胞还会开汽车不成？

如果你还认为此"CAR"是彼"car"，那你就"out"了。这里所说的 CAR-T 细胞其实是一种用于肿瘤免疫治疗的细胞，全称叫作嵌合抗原受体 T 细胞，CAR 是英文 chimeric antigen receptor 的简称。如果你觉得它非常高大上，那就对了，CAR-T 细胞不是一种天然的免疫细胞，而是科学家为了对付肿瘤，对 T 细胞进行了改造。CAR-T 细胞疗法在临床肿瘤治疗上取得很好的效果，是一种非常有前景的，能够精准、快速、高效且有可能治愈肿瘤的新型肿瘤免疫治疗方法，被誉为"免疫界的传奇"，为广大的肿瘤患者带来了新的曙光（图 3-39）。

一个名叫艾米莉·怀特海德（Emily Whitehead）的美国小女孩可能是世界上最有名的患者了，连美国的前总统奥巴马都专门接见过她。这一切，都因为她是第一位接

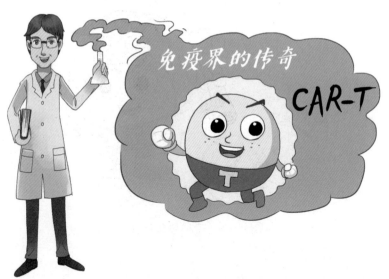

图 3-39 治疗肿瘤的超级英雄——CAR-T 细胞横空出世

受了"CAR-T 细胞免疫疗法"的儿童，并且 CAR-T 细胞成功地治愈了她的白血病。

艾米莉 5 岁的时候被医生诊断患上急性淋巴细胞白血病。这种病的本质就是一种本来帮助身体抵御外界感染的免疫细胞 B 细胞发生了癌变，在她体内像野草一般疯狂生长，不受控制。从医学上来说，85% 的急性淋巴细胞白血病患儿可以通过化疗治愈，但当时的艾米莉在进行首轮化疗时就发生了感染，差点因此失去双腿——不幸的艾米莉对当时的化疗药物并不敏感。而后她病情复发，无奈之下，只能再次接受化疗，并排队等待骨髓移植手术。可是这期间，艾米莉的病情再次恶化，医生们已无计可施，艾米莉命悬一线。在所有人都要放弃的时候，艾米莉接受了一种尚处于试验阶段的白血病新免疫细胞疗法：宾夕法尼亚大学的科学家们从艾米莉身体里抽出血液，从中分离出具有肿瘤杀伤潜力的 T 细胞，再通过基因工程改造使其成为 CAR-T 细胞，并将这些经过改造的 CAR-T 细胞在体外扩增后再回输到艾米莉体内，让其有能力识别和攻击肿瘤细胞。

刚开始治疗的时候，情况并不尽如人意。CAR-T 细胞在体内疯狂攻击肿瘤细胞，这种超强的免疫反应使得艾米莉开始持续高热，血压骤降，重度昏迷，在重症监护室里靠呼吸机熬过了两周。当时的医生说，艾米莉生存的概率只有千分之一。就在所有人认为艾米莉挺不过去的时候，奇迹发生了。艾米莉在她 7 岁生日那天苏醒，身体也开始慢慢康复。而她体内原本肆虐的肿瘤细胞也被清除殆尽。更令人惊喜的是，接受 CAR-T 细胞疗法治疗 6 年过去了，艾米莉依然健康，肿瘤没有复发，她奇迹般获得了新生。如今，这位全球第一个接受 CAR-T 细胞治疗的白血病女孩，已经健康快乐地迎来了她的 13 岁生日（图 3-40）。

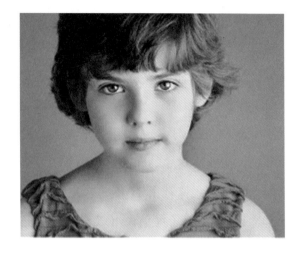

图 3-40　艾米莉——第一个接受 CAR-T 细胞治疗的儿童

　　我们在为艾米莉庆幸的同时不禁要问，CAR-T 细胞为什么这么厉害？它跟 T 细胞相比有哪些过人之处？ CAR 分子其实是除 T 细胞的 TCR 外，科学家人为地给 T 细胞武装上的对付肿瘤细胞的额外的"一杆枪"，有了这杆枪，T 细胞在识别肿瘤细胞上就如虎添翼了（图 3-41）。

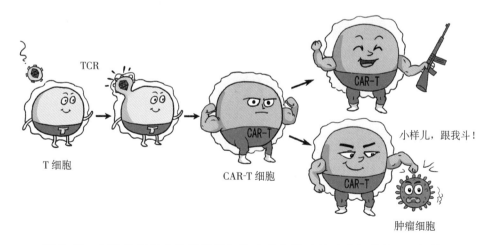

图 3-41　CAR 分子是人为地给 T 细胞武装上的对付肿瘤细胞的"一杆枪"

我们大家都应该知道了，T细胞在识别抗原时都需要同时识别自身的MHC分子。肿瘤细胞可以看作是"叛徒"，它们是我们自身健康的细胞因为种种原因恶化而成。一开始肿瘤细胞往往还比较弱小，在与正义的免疫细胞的PK中处于下风，每次都被打得很惨（图3-42）。但是有一些肿瘤细胞就开始琢磨了："也不能老这样让别人恶扁呀！"因为T细胞要对付肿瘤细胞，先得识别肿瘤细胞表面表达的MHC分子和抗原的复合物，因此有一些狡猾的肿瘤细胞就盯上了这个空子。它们下调或者干脆一点也不表达MHC分子。这种伪装很奏效，T细胞对没有表达MHC分子的肿瘤细胞视而不见，伪装成功的肿瘤细胞就开始在我们身体里迅速生长起来（图3-43）。而CAR分子就很好地弥补了TCR的这一不足。CAR分子识别抗原的部分来源于抗体分子，不需要MHC分子提呈，可以直接识别抗原。TCR和CAR通力合作，让T细胞重振雄风，所向披靡。

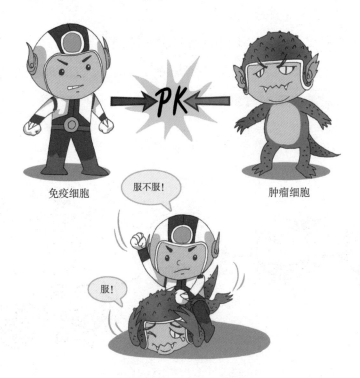

图3-42　肿瘤细胞和免疫细胞的PK，一开始总是免疫细胞占上风

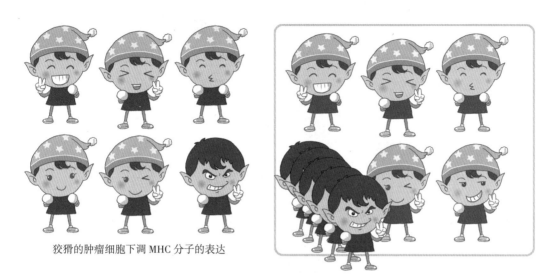

狡猾的肿瘤细胞下调 MHC 分子的表达

图 3-43　下调表达自身 MHC 分子的肿瘤细胞在免疫应答中生存下来

　　当然，"巧妇难为无米之炊"，CAR-T 细胞要发挥抗肿瘤作用，肿瘤特异性的靶点是很重要的。2017 年 8 月，CAR-T 细胞 Kymriah 获美国 FDA 批准上市，用于治疗 25 岁以下急性淋巴细胞白血病的复发或难治性患者，成为全球首个上市的自体 CAR-T 细胞疗法（图 3-44），是 CAR-T 细胞疗法发展史的里程碑。两个月后，第二款 CAR-T 疗法 Yescarta 也被批准上市，是首款获批用于治疗特定类型非霍奇金淋巴瘤的疗法。这两款 CAR-T 细胞均是靶向 CD19。因为 CD19 在急性白血病、非霍奇金淋巴瘤等所有肿瘤细胞中都表达，因此是这些血液性肿瘤完美的靶点。CD19 CAR-T 细胞在血液性肿瘤的治疗舞台上如一颗颗闪闪亮起的明星，疗效十分显著。但是需要说明的是，因为实体肿瘤缺乏像 CD19 这样的特异性靶点，CAR-T 细胞对实体肿瘤仍然束手无策。但是相信随着科学家们的不断创新，CAR-T 细胞疗法将越来越完善，其治疗效果也必将越来越好。

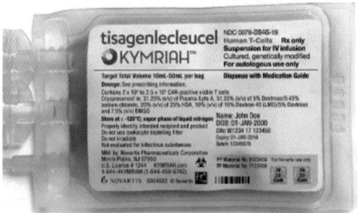

图 3-44 诺华公司全球首个上市的自体 CAR-T 细胞疗法

本章知识点小结

1. 免疫系统的功能是由一群免疫细胞完成的。巨噬细胞是人们最先认识的免疫细胞，属于固有免疫细胞，非特异性地发挥吞噬作用。T 细胞和 B 细胞通过特异性受体识别抗原，分别介导细胞免疫和体液免疫，具有免疫记忆。

2. MHC 具有多样性，抗原肽被以树突状细胞为代表的抗原提呈细胞以 MHC 复合物的形式提呈，激活 T 细胞免疫应答。

3. T 细胞在胸腺发育过程中经历了 TCR 的基因重排、阳性选择和阴性选择，最终获得了自身 MHC 限制性和自身抗原的耐受。

4. CAR-T 细胞用基因工程的方法修饰 T 细胞，使其能直接识别肿瘤抗原，打破了 MHC 限制性，在肿瘤的免疫治疗中前景广阔。

第四章
时刻准备着的战斗——免疫应答

▼

我们身体的免疫细胞平时待在一个叫作淋巴器官的地方，也会抽空随着血液循环和淋巴循环到身体各处巡视，时刻处于戒备状态，应对随时可能发生的入侵，介导固有免疫和适应性免疫应答。

你知道吗？经常发炎的扁桃体竟然是一个免疫器官，是人体抗感染的第一道门户，红、肿、热、痛，是为了给你提个醒：你已经被感冒盯上了；细胞因子是免疫系统的"言语"，是除抗体以外另一类重要的免疫效应分子，可是体内的"细胞因子风暴"却是生命安全的严重威胁；昆虫是自然界分布最广的生物，它们在长期进化过程中跟病原体之间形成了一个特殊的免疫系统，我们在昆虫的启发下，发现了重要的固有免疫感知病原体感染的机制；抗生素是由一些微生物分泌的能对抗细菌感染的物质，抗生素帮助人类在与细菌的对抗中占尽上风，但是抗生素的滥用导致人类的免疫系统受损，"超级细菌"让人类面临"无药可治"的窘境；在入侵的敌人被消灭得所剩无几时，免疫系统也有一系列精细的"刹车"系统，可以让"战争"平稳安全地停下来，机体投入和平建设过程，不会因为免疫应答的持续而导致严重的自身组织损伤……这些有趣的免疫学知识就是本章的内容。

如果问大家我们的嘴里有什么，大多数人只会说牙齿、舌头、上下腭等。其实我们的口腔中口咽外侧壁左右各有一个肉肉的、桃色的组织，位于消化道和呼吸道的交会处，叫作扁桃体（图4-1）。你张大嘴，对着镜子照一照，就可以看到小小的两片扁桃体，安静地待在咽喉要道两侧。平时它很可能不能引起我们的注意，但如果稍有不慎，特别是在寒冷的冬季扁桃体发炎，就会带给我们痛痒难忍的体会——这个麻烦的小东西是在"求关注"呢（图4-2）！

扁桃体发炎是日常生活中常见的一种疾病，发炎后喉咙难受，有时还高热不断。扁桃体发炎会红、肿、热、痛，还会导致扁桃腺炎、中耳炎、鼻窦炎等疾病；稍微长大点的扁桃体还会导致打呼噜，引起呼吸不畅。大多数人都觉得扁桃体没有什么作用，就像阑尾一样，可有可无。一旦发炎几次，很多人都会选择手术摘除扁桃体。那么扁桃体真的没用吗？

有一句话说得非常有道理："存在即合理。"人体没有一个器官是多余的，它们都在各司其职。看起来没用的扁桃体也同样有它存在的价值。扁桃体是人体中一个重要的免疫器官，参与人体免

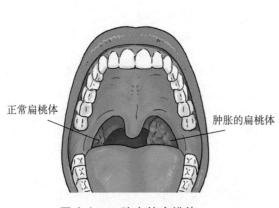

正常扁桃体   肿胀的扁桃体

图 4-1　口腔中的扁桃体

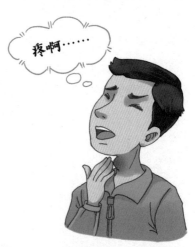

疼啊……

图 4-2　扁桃体发炎红肿热痛

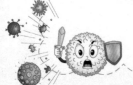

疫功能网络。正常情况下，扁桃体表面上皮组织是完整的，可以不断地分泌黏液，把脱落的上皮细胞和附着的细菌包裹在一起，一块儿排出。每个扁桃体每天要向咽腔释放大约 10 00 万个淋巴细胞，这些淋巴细胞负责消灭和吞噬由口腔进入的外来细菌。扁桃体可以说是防止上呼吸道感染的重要"门神"，是人体抗感染的第一道门户（图 4-3）。这道防线一旦被攻破，就会给整个机体带来许多危害。

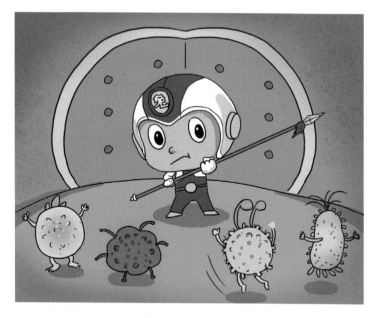

图 4-3　扁桃体是人体抗感染的第一道门户

当人体因疲劳、受凉、局部受到化学或物理刺激而免疫力下降时，扁桃体的分泌功能减弱，就会导致扁桃体被感染而发炎。发炎症状是人体免疫反应的一种病理生理表现，是机体对外来感染的一种防御反应，表现为红、肿、热、痛。大部分人也许觉得炎症对我们的身体有害，但实际上并不是这样。炎症是一把"双刃剑"，但感染引起的炎症很多情况下是有益的。免疫细胞数目增加是炎症的常见反应，可见这个时候机体免疫系统正在调兵遣将，准备跟敌人决一死战。

通常情况下，扁桃体的免疫力在 3～5 岁的儿童身上表现最为活跃，这一时期儿童的扁桃体表现为生理性的肥大。事实上，一年扁桃体发炎不超过 6 次，都是正常情况。因此给年龄小的宝宝切除扁桃体需要谨慎。除了小孩子，成年人的扁桃体也是保卫身体健康的哨兵，偶尔发炎、肿痛给你报个警，也省得你被病原体盯上了自己还不知道呢！所以如果不是发炎特别严重，最好不要做扁桃体摘除手术。

二、你知道体内也会有"风暴"吗

我们身体里的免疫系统是一个纷繁复杂而又协调有序的大家庭。那么你们有没有想过，这么多不同效应和功能的免疫细胞，它们是如何做到如此协调有序的？

比如你想象一下，现在要你负责一个团队，来完成一项次第进行的任务，任务需要大家分工协作、听从指挥。作为团队的领导，你最需要做的是什么？当然是组织成员间充分沟通——大家一块儿坐下来开个会，分配好各自的任务，约定相互交接的信号。免疫系统也一样，它们在协同完成任务的时候，也需要充分沟通，否则就会造成混乱（图4-4）。

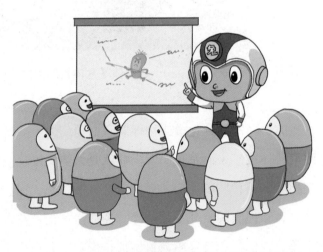

图4-4　免疫系统也需要充分沟通，协同完成任务

细胞因子是由免疫细胞和某些非免疫细胞经刺激而合成、分泌的一类具有广泛生物学活性的小分子可溶性蛋白质，具有调节固有免疫和适应性免疫的功能。打个比方，作为"哨兵"的巨噬细胞发现外来敌人时，它们发挥吞噬功能，把敌人消灭掉的同时，最重要的是要将敌人入侵的消息传递给自己的后援部队。这时它们就会通过分泌一些细胞因子，让更多的免疫细胞到这里来增援。因此从这个意义上说，细胞因子就是免

疫细胞之间相互沟通的"语言"（图4-5）。

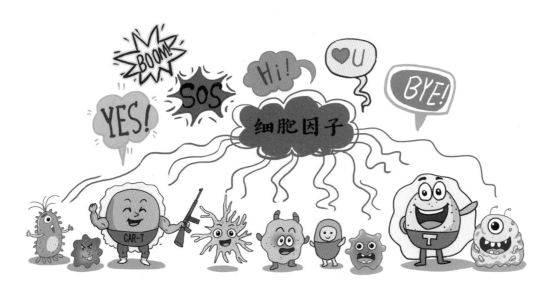

图 4-5　细胞因子是免疫细胞之间沟通的语言

就像人类有诸如汉语、英语、俄语、韩语、日语、德语、法语等不同的语言系统一样，细胞因子也是各种各样的，而每一种免疫细胞都是能同时掌握不同语言的"地球村"村民（图4-6）。人体的细胞因子大致可分为白细胞介素、干扰素、肿瘤坏死因子、集落刺激因子、趋化因子、生长因子等，每种细胞因子除自己独特的生物学活性外，还在免疫反应过程中相互调节、相互影响，构成一个内容丰富、关系复杂的细胞因子网

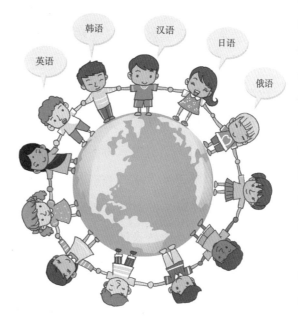

图 4-6　人类的各种语言

络（图4-7）。

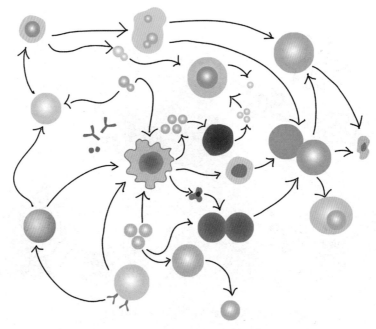

图 4-7　错综复杂的细胞因子网络

细胞因子种类繁多，其生物学活性也复杂多样。一方面，它们在机体正常状态的维持中发挥着重要作用；另一方面，很多疾病的发生发展也与细胞因子的异常相关。所以一些细胞因子被用作药物来治疗疾病。干扰素是第一个被人类发现和应用的细胞因子，其发现过程具有一定的偶然性。1957年，科学家在进行流感病毒实验时发现，向鸡胚中注射灭活流感病毒后，在鸡胚细胞膜中产生了一种物质进行"自卫反击"，干扰和抑制病毒的"横行霸道"，科学家把这种物质命名为"干扰素"。随后，人们逐渐认识到干扰素除有抗病毒的功能外，还可抑制肿瘤细胞生长，并且具有免疫调节作用，但又不会干扰人体的正常功能。干扰素简直就像"灵丹妙药"一样神奇。

然而人体内能产生的干扰素数量是有限的。医生为了帮助患者战胜疾病，不得不从体外给患者注射一些干扰素，以增强人体抵抗疾病的能力，特别是对皮肤癌、乳腺癌、骨肉瘤、黑色素瘤、白血病等，干扰素都能发挥特别的作用。为了制备干

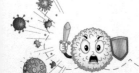

扰素，1979 年芬兰红十字会和赫尔辛基卫生实验所用了 4 500 万毫升人血，才提炼出 0.4 克干扰素。因为提炼出的量少，所以干扰素的价格非常昂贵。在 20 世纪 80 年代初，1 千克纯干扰素的价值竟高达 480 亿美元。如此昂贵的价格，对任何一个患者来说都无疑是一个天文数字。好在科学家后来找到了一种价廉的干扰素生产方式，那就是以繁殖速度相当快的大肠杆菌为材料，利用基因工程技术，将干扰素的基因"缝合"到大肠杆菌中，这种重组的大肠杆菌就能表达出干扰素（图 4-8）。由于大肠杆菌繁殖很快，24 小时可繁殖 70 多代，而且大肠杆菌的食料简单，来源丰富，培养成本低，昂贵的干扰素终于变成了大家都能用得起的药物，并取得了可喜的疗效。

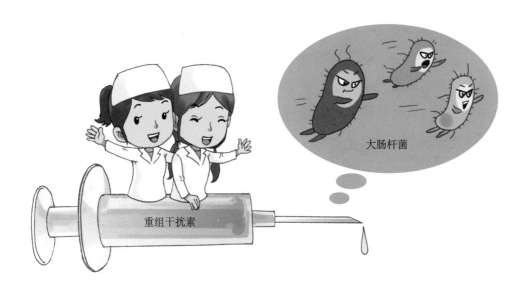

图 4-8　通过大肠杆菌生产的重组干扰素药物

别看这一刻细胞因子也许还是一个"善良的天使"，但转眼它就会摇身一变，成为"邪恶的魔鬼"（图 4-9）。21 世纪初，冠状病毒、禽流感病毒、甲型流感病毒、埃博拉病毒等感染所致突发传染病给人类健康造成了严重危害。在上述疾病中，部分重症感染者死亡的主要原因不是免疫系统的不应答，而是病毒感染使免疫细胞短时分泌大量的细胞因子，从而产生了细胞因子风暴。细胞因子风暴导致了急性呼吸窘迫综

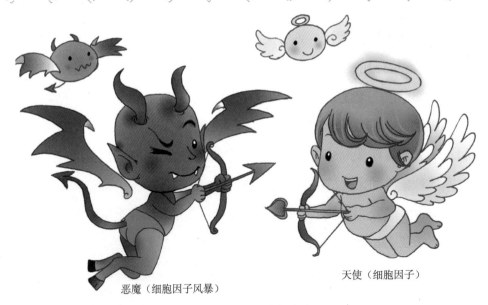

恶魔（细胞因子风暴）　　　　　　　　天使（细胞因子）

图 4-9　天使与魔鬼

合征，甚至多器官衰竭，成了真正的"夺命杀手"。

如果你见识过风暴的威力，一定会深刻地理解细胞因子风暴的含义。参与细胞因子风暴的主要细胞因子包括 TNF-α 、IL-1、IL-6、IL-12、IFN-α 、IFN-β 、IFN-γ 、MCP-1 和 IL-8 等，引起机体出现发热、肌痛、低血压、呼吸衰竭等症状。细胞因子跟抗体类似，是免疫细胞杀敌的武器之一，本来是可以把战争控制在一定范围内，恰好把敌人消灭，又不伤及平民，但如果战斗太激烈，免疫系统霎时间火力全开、流弹横飞，免疫系统被激活到极限程度或者失去控制，就有可能把平民的房子摧毁，把无辜的难民打死，甚至伤及自己的战友。这就是细胞因子风暴（图 4-10）。这无疑是一招自杀式的攻击，能够消灭入侵者，但也会留下一连串的连带伤害。瞬间释放的细胞因子最先开始攻击血管，令血管壁变得更容易穿透，导致大量组织液渗入；细胞因子风暴还会引发一氧化氮的大量释放，进一步稀释血液并破坏血管。所有这些因素综合起来时，一旦血压降到了危险的水平，人体就会死于严重感染引起的休克。

还记得我们前面提到的被 CAR-T 细胞治疗拯救的小女孩艾米莉的故事吗？当被改造的 CAR-T 细胞被输入到她体内后，这些细胞在迅速杀死大量肿瘤细胞的同时，

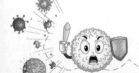

也会瞬间在局部产生超大量的细胞因子，引起细胞因子风暴。艾米莉在治疗的最初阶段迅速发热、血压骤降、重度昏迷的真正原因，正是细胞因子风暴。不仅是艾米莉，在近 10 年里，CAR-T 细胞免疫疗法在治疗 B 淋巴细胞恶性肿瘤方面取得良好疗效，但其中需要克服的主要安全性问题是"怎么有效控制 CAR-T 细胞在体内引起的严重细胞因子风暴"。国外的临床试验表明，CAR-T 细胞治疗几乎 100% 会发生某种程度的细胞因子风暴，其中 20% 左右的患者会发生严重的，甚至可能致命的细胞因子风暴。但是另一方面，细胞因子风暴不仅仅是反映 CAR-T 细胞治疗时的副作用，也是 CAR-T 细胞疗法产生疗效的临床表现。好在只要密切观察，及时应对，尽量减轻患者的症状，我们就能正确应对细胞因子风暴。

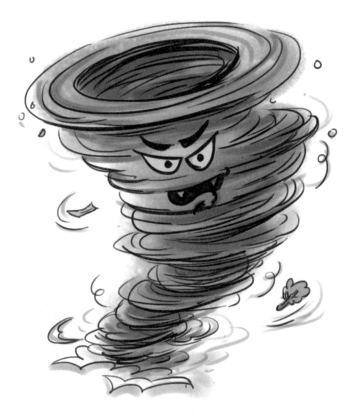

图 4-10　可怕的细胞因子风暴

三、苍蝇和蚊子也会生病吗

"四害"一词相信大家肯定一点也不陌生。"四害"是指骚扰人类安宁、传播疾病的四种生物——苍蝇、蚊子、老鼠和蟑螂。

苍蝇（图4-11）能成功地成为全球性的害虫，主要是因为它们对环境有很强的适应性。苍蝇是著名的"逐臭之夫"，哪里脏哪里臭，它们就成群结队地出现在哪里，把自己的卵产在哪里。苍蝇的体表多毛，脚上能分泌黏液，喜欢在人畜的粪、尿、痰、呕吐物以及尸体等处觅食，非常容易附着大量的病原体，如霍乱弧菌、伤寒杆菌、志贺菌属疾杆菌、肝炎杆菌、脊髓灰质炎病毒以及蛔虫卵等；然后它们又在人体、食物、餐具上停留，停落时还经常会搓搓脚、擦擦身子，附着在其身体上的病原体很快就会污染食物和餐具；而且苍蝇吃东西时会先吐出消化液，将食物溶解后再吸入，经常是边吃边吐边拉，人再去吃这些食物和使用被污染的餐具就会得病。综观历史，数百万的人因患由苍蝇传播引起的疾病而死亡。苍蝇的繁殖能力很强，理论上20 000只苍蝇从4月份开始交配到8月份为止，总共能产出191 000 000 000 000 000 000个后代。瞧瞧多少个0！这些苍蝇足够以约14米的厚度覆盖整个地球。

除苍蝇之外，相信也没有人会喜欢蚊子（图4-12）。炎热的夏天一到，讨厌的蚊子就开始出现。它们飞到哪里都伴随着嗡嗡作响的声音，吵得人心烦意乱。比声音

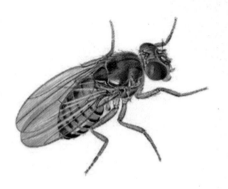

图4-11 苍蝇

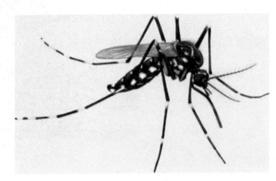

图4-12 蚊子

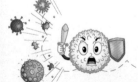

更让人头痛的是，它们会吸血。被蚊子叮咬后皮肤会起包，还奇痒无比。这些都不算什么，更可恶的是蚊子不仅吸人血和骚扰人类，还会通过叮咬传播多种疾病。登革热无疑是由蚊子引起的最危险且最致命的疾病，这种现象在热带和亚热带地区比较常见。登革热能引起高热、头痛、关节疼痛和皮疹等症状，目前还没有针对这种疾病的特定药物和治疗方法。此外，疟疾也是一种由蚊子叮咬传播的具有代表性的恶性传染病。

苍蝇和蚊子都属于昆虫。别看昆虫个头小，不起眼，它们可是一个你难以想象的大家族（图4-13）。昆虫是生物界种类最多、分布最广、数量最大的物种，约占整个动物数量的90%。许多种类的昆虫都是人类疾病的重要传播媒介，它们传播的病原体有病毒、细菌、原虫等，对人类危害极大。前面提到的"四害"里面，除老鼠外，其余三种都是昆虫。

看着这些讨厌的苍蝇和蚊子浑身沾满了细菌和病毒，到处传播，你有没有想过，这些"坏蛋"难道自己就不会生病吗？昆虫在生物进化中之所以能够适应各种环境而得以生存和发展，是因为它们有独特的本领。

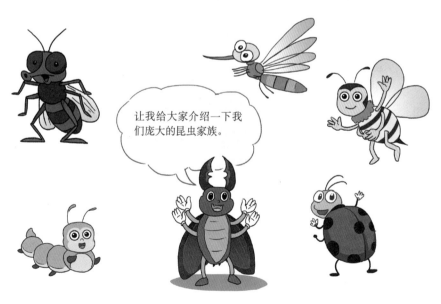

让我给大家介绍一下我们庞大的昆虫家族。

图 4-13　庞大的昆虫家族

首先,科学家经过研究发现,苍蝇只用7～11秒就可以将食物进行处理、吸收养分,最后将废物排出体外。在这么短的时间内细菌都还没来得及繁殖,因此这是苍蝇不易生病的原因之一。

其次,昆虫虽不像高等动物那样具有完善的免疫系统,但它们的固有免疫应答能力非常惊人。昆虫能够在千变万化的自然界中占据极大的生存优势,科学家一直想解开它们与病原体之间在长期进化过程中形成的适应机制。对昆虫免疫防御系统的研究可以追溯到亚里士多德时代,但是因为没有一个好的研究对象,进展一直十分迟缓。果蝇是一种与苍蝇同属双翅目但个体比苍蝇小得多的昆虫,因为其大部分是在腐烂的水果或植物体中孵化而得名。果蝇中的一类黑腹果蝇生活史短,易饲养,繁殖快,染色体少,突变型多,个体小,是一种研究昆虫免疫系统的很好的实验材料。因此从20世纪20年代开始到60年代末,人们以果蝇为对象,重新展开了对昆虫免疫防御机制的研究。

在对果蝇免疫系统的研究中,法国科学家朱尔·奥夫曼(Jules A. Hoffmann, 1941—)(图4-14)做出了重大的贡献。奥夫曼从小在当高中生物学教师的父亲的影响下,对昆虫这种地球上种类最多的生物充满了浓厚的兴趣。在研究昆虫免疫过程中,奥夫曼发现,昆虫没有T细胞、B细胞,但是在昆虫的体内有一种独特而有效的无细胞免疫系统。当昆虫被细菌感染后,其体内能够快速产生一种免疫诱导分子——抗菌肽。它具有分子量小、无免疫原性、热稳定性强、广谱杀菌等特性,是昆虫能够抵御自然界中许多有害微生物侵染的重要因素。

在发现了昆虫的抗菌肽的基础上,奥夫曼开始研究果蝇感知外界感染而开始合成抗菌肽的分子机制。得益于果蝇的基因突变体,奥夫曼能通过筛选突变体

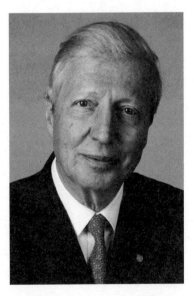

图4-14 朱尔·奥夫曼

来获得与产生抗菌肽相关的分子。当他用真菌来处理多种果蝇的突变体时，发现一种Toll分子发生突变的果蝇，在感染真菌后无法有效激发抗菌肽反应，最终造成果蝇死亡。在奥夫曼重要发现的推动下，科学家开始在哺乳动物中寻找与Toll同源的、具有相似功能的蛋白。脂多糖（LPS）是细菌产生的一种内毒素，对昆虫和大多数脊椎动物没有毒害作用，然而对几乎所有哺乳动物（包括人和小鼠）毒性强烈，甚至可导致死亡。在发现了LPS可以诱导产生一种叫"肿瘤坏死因子"的细胞因子作为检测指标的基础上，美国科学家布鲁斯·博伊特勒（Bruce Beutler，1957—2011

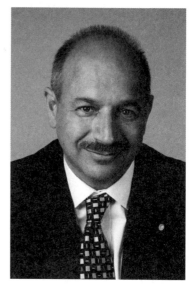

图4-15　布鲁斯·博伊特勒

年）（图4-15）开始寻找LPS在细胞上的作用受体，并最终发现一个基因的突变造成小鼠对LPS丧失了敏感性。因为这个基因与果蝇中的Toll基因同源，因此被命名为Toll样受体（TLR4）。进一步研究发现，Toll样受体在哺乳动物中是一个大的家族，它们表达在固有免疫细胞的表面，参与了固有免疫应答的信号感知过程。每一种Toll样受体都能识别自己特定的配体，而这些配体都是病原体上共有的结构。

　　TLR家族作为固有免疫系统识别受体的发现在对感染性疾病发病机制的理解和治疗方面具有十分重要的意义，并且因为哺乳动物的TLR与果蝇的Toll样受体结构的相似性，证明了动物固有免疫系统在进化上的保守性。2011年，由于在固有免疫系统感应外来感染机制方面的重要发现，奥夫曼与博伊特勒分享了诺贝尔生理学或医学奖，另一位是我们前面所说的发现树突状细胞的斯坦曼。

　　对外来微生物的感知是启动免疫应答的第一步，而固有免疫细胞的TLR对病原体的识别是一种"模式识别"，与T细胞、B细胞对抗原"一对一"的识别有本质的差异。举个例子，你在大街上看见一个人眼睛到处瞟，直盯着别人的口袋，或者这个人在上车时一个劲儿地往前挤，又或者他老在人多的地方转悠，鬼鬼祟祟地注意着摄像头……不用说，你肯定认为，这人多半是小偷。你并不认识他，也不确定他是小偷，但他有小偷的特征，基于这些特征就可以初步推测这个人是小偷，这就是模式识别。大多数细菌都有 LPS，有鞭毛蛋白，而我们机体自身的细胞没有，这些就是"外来入侵者"的标志。

而除模式识别之外，固有免疫细胞还有一种更特殊的识别外来病原体的方式——缺失识别。一种叫自然杀伤细胞的固有免疫细胞在区分自己人和敌人的时候，看细胞是否表达自己的 MHC 分子：如果有，就是自己人；如果没有，就是敌人，不容狡辩，立刻干掉。这就像你要进入某幢大楼，就必须向保安出示自己的证件。如果有证件，可以自由出入；但是一旦没有证件，就会被保安拦住（图 4-16）。你也可以想象成老师专门挑没戴红领巾的学生来批评，是一个道理。

我们之前讲过，有的肿瘤细胞为了逃避 T 细胞的杀伤，就会不表达 T 细胞识别的 MHC 分子和抗原肽的复合物。自以为非常聪明的肿瘤细胞万万想不到，"刚出狼窝，又入虎口"——虽然逃开了 T 细胞的杀伤，但是因为缺失 MHC 分子，又被自然杀伤细胞盯上了，最终还是逃不过被消灭的命运！机体的免疫系统就是这么神奇，除了模式识别、缺失识别和特异性识别，它们还有多种不同手段，总能把百般乔装的敌人从自己人中挑出来并消灭掉，尽职尽责地保卫我们的健康。

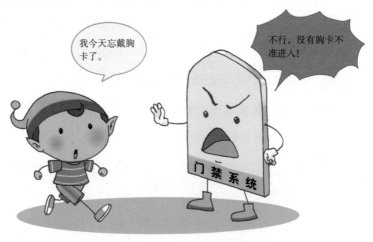

图 4-16　缺失识别

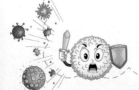

四、"超级细菌"是怎样产生的

顾名思义，"超级细菌"自然是普通细菌的升级变种。细菌们通过潜心修炼，获得了某种超能力。但是"超级细菌"的超能力是什么呢？这种超能力又是如何练就的呢？

说到这个问题，我们不得不从抗生素讲起。很早以前，科学家就发现某些微生物对另外一些微生物的生长繁殖有抑制作用，并把这种现象称为"抗生"。随着科学的发展，人们终于从一些具有抗生现象的微生物体内找到了对某些其他病原微生物具有抑制或杀灭作用的一类化学物质，并把这种物质称为抗生素，如青霉菌产生的青霉素、灰色链霉菌产生的链霉素都有明显的抗菌作用。人类历史上第一种抗生素青霉素的发现者是英国细菌学家亚历山大·弗莱明（Alexander Fleming，1881—1955年）（图4-17）。

弗莱明是一个被幸运之神眷顾的人，他两次在实验室里获得意外发现的故事已广为人知。第一次是在1922年，患了

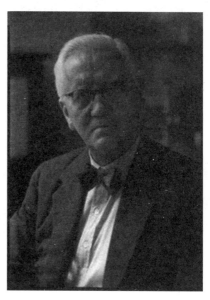

图 4-17　亚历山大·弗莱明

感冒的弗莱明无意中对着培养细菌的培养皿打了个喷嚏，后来他注意到，在这个培养皿中，凡是沾有喷嚏黏液的地方，居然没有一个细菌生成。随着进一步的研究，弗莱明发现了溶菌酶——一种在体液和身体组织中存在的可溶解细菌的物质。他以为这可能就是获得有效天然抗菌剂的关键，但很快他就丧失了信心，因为溶菌酶只对无害的微生物起作用。

1928年幸运之神再次降临。在弗莱明外出休假的两个星期里，一个未经刷

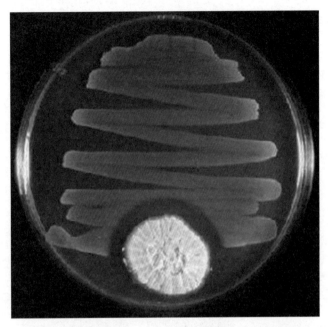
图4-18 在霉菌生长的地方，细菌生长受到抑制

洗的废弃培养皿中长出了一种神奇的霉菌。他观察到这种霉菌的抗菌作用——细菌覆盖了培养皿中没有沾染这种霉菌的所有部位，而在有霉菌生长的地方，细菌生长受到抑制（图4-18）。这一次的细菌是葡萄球菌，是一种严重的、有时致命的病原菌。因为这种霉菌是一种青霉菌，弗莱明给这种抗菌物质命名为青霉素。经证实，青霉素还能够阻碍其他多种细菌的生长。

青霉素可谓是20世纪最伟大的药物，但是一开始因为受到提纯方法的限制，一直没有被大规模应用。澳大利亚药理学家霍华德·弗洛里（Howard Florey，1898—1968年）和一位出生于德国的英国生化学家恩斯特·鲍里斯·钱恩（Ernst Boris Chain，1906—1979年）进一步分析并提纯了青霉素，终于让青霉素强大的抗菌功效被世人所知。青霉素在二战末期横空出世，迅速扭转了同盟国的战局。战后，青霉素得到了更广泛的应用，拯救了数千万人的生命，成为第一个作为治疗药物应用于临床的抗生素，从此开创了抗生素时代。因"发现青霉素及其临床效用"，弗莱明和弗洛里、钱恩共同获得了1945年诺贝尔生理学或医学奖（图4-19）。

在青霉素诞生以后，人们又相继发现了氯霉素、新霉素、土霉素、红霉素、链霉素、四环素、头孢菌素（图4-20）……自此之后，抗生素迅速崛起，因其对细菌有效的抑制甚至灭活作用，以及对人体的安全性不断提高，创造了人类历史上药物发展的神话。

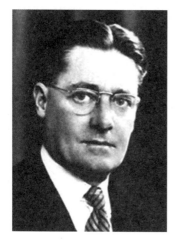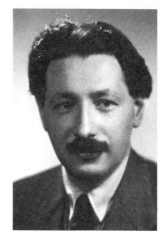

图 4-19　霍华德·弗洛里（左）和恩斯特·鲍里斯·钱恩（右）

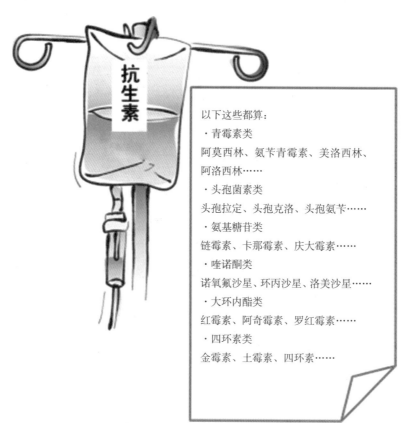

以下这些都算：
·青霉素类
阿莫西林、氨苄青霉素、美洛西林、
阿洛西林……
·头孢菌素类
头孢拉定、头孢克洛、头孢氨苄……
·氨基糖苷类
链霉素、卡那霉素、庆大霉素……
·喹诺酮类
诺氧氟沙星、环丙沙星、洛美沙星……
·大环内酯类
红霉素、阿奇霉素、罗红霉素……
·四环素类
金霉素、土霉素、四环素……

图 4-20　抗生素的种类

抗生素的神奇疗效使人类彻底自大起来，以为自己已经完全战胜了致病病原微生物。然而，细菌也并不是"坐以待毙"之徒，随着抗生素的使用，被筛选出来的耐药细菌正以新的面目在"人菌战争"中日益强大。正如人类挖空心思，制造各种抗生素来对付细菌一样，细菌也苦练着它们的"金钟罩铁布衫"，抵御抗生素。我们每使用一次抗生素，机体中就会有一部分因为突变而没有被杀死的细菌活下来。在下次再使用这种抗生素的时候，就会出现原来的用量对这种细菌已经不管用了，需要加大用量的情况，甚至出现加大用量也不管用了，需要换用另一种抗生素的情况。如此一来，如果人类不断使用抗生素，最终将培育出一种"灭霸"式的"超级细菌"（图4-21）。这种超级细菌将刀枪不入，不管是最强的抗生素"先锋"还是"头孢"，乃至"超头孢"，都对它无可奈何。如此发展，我们可能重新陷入无抗菌药物可用的危险时代。

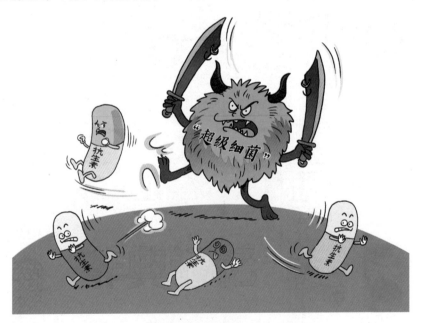

图4-21　对多种抗生素耐药的"超级细菌"

抗生素在杀灭细菌的同时，也起到了筛选耐药细菌的作用。随着细菌突变，少部分细菌产生新的耐药基因，它们在抗生素造成的生存压力下存活下来并继续繁殖，久而久之，耐药细菌就会越来越多，导致抗生素失去治疗效果。一般细菌与药物多次接触后，对药物的敏感性就会下降甚至消失，致使药物对细菌的疗效降低或无效，然而人类不合理地滥用抗生素会大大加剧细菌耐药性的发展速度。生活中你有没有见过下面的情景？只要感冒发热，很多人就要去医院输液。尤其是孩子，好像只要感冒发热了，首先想到的就是打针、输液。这种情况在我国已经司空见惯。其实，动不动就输液等于慢性自杀！在国外，输液的危险性往往被看得比手术还严重。到国外医院看过病的人，大多有一种感慨：发热感冒，想要用上抗生素，那真是难于上青天。外国人发明的抗生素他们自己几乎不用，抗生素管控比枪支管控更加严格。可是在中国，使用抗生素真是太随意了。不仅成人患者动不动就输液，各地儿童医院或门诊中，成群结队的孩子，都在小脑袋剃光的地方穿刺输液。连家长们也"长经验"了，带孩子看病，常常会主动提醒和要求大夫："给我们家孩子输液吧！"据统计，我国是使用抗生素第一大国，人均使用抗生素的剂量是美国的十多倍！儿童用得更多。但其中70%的抗生素使用是不必要的（图4-22）！

滥用抗生素除助长产生耐药的"超级细菌"以外，是药三分毒，抗生素本身就是一

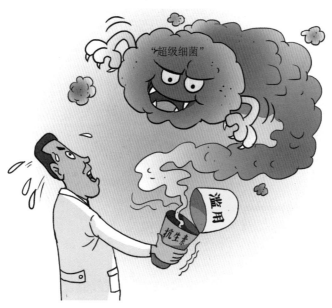

图4-22 抗生素滥用直接助长了"超级细菌"的产生

种药物，不合理使用极易造成肝、肾损害，引起神经、血液系统疾病等。比如小孩使用庆大霉素、丁胺卡那霉素会出现耳聋，成人使用可能会造成肾脏问题。四环素类里面的四环素，大量使用也会造成肝脏的损害，小孩使用会影响牙齿和骨骼的生长发育。抗生素还会让人记忆力减弱、免疫力下降等。那么正常情况下，我们应该如何使用抗生素呢？

大家知道中国人30年前感冒的时候是怎么办的吗？就是家里切一点姜末，加一点红糖，一起煮开了喝下去，晚上再做一碗挂面汤吃，盖好被子睡个觉就没有事了。因为我们每个人与生俱来就有一套完美的防御系统，在大多数情况下，感冒发热都能不药而愈，只是需要一定的时间而已，因为免疫系统被病原体刺激、活化，然后消灭病原体需要一个反应过程。抗生素是一种抗菌药，有很多感冒是病毒引起的，而跟细菌一点儿关系也没有，根本没必要使用抗生素；如果确定是细菌感染，当感染不是很严重时，也尽量不要用抗生素，而是靠自身的免疫系统来调节，这样也可以使免疫系统得到一定的锻炼。当下次再遇到"敌人"时，已经训练过的免疫细胞便会产生更有效的应答，从而大大提高我们自身的免疫力。

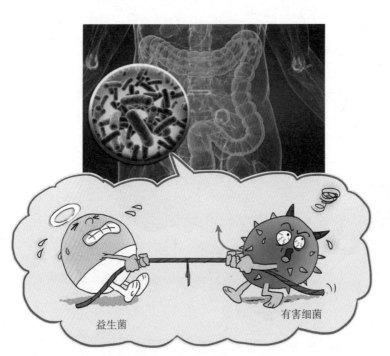

图 4-23　肠道菌群平衡

人体有超过80%的免疫功能是建构在肠道中的菌群平衡上的（图4-23）。不是所有的细菌都是有害的，人体中有一部分肠道菌群是益生菌。它们是防御的卫兵，也是移除体内重金属的帮手。自婴儿

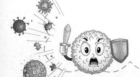

出生后摄取初乳开始，益生菌便定居肠道，免疫功能也由此启动。糟糕的是，如果为了"预防感染"或者"想要孩子疾病马上痊愈"而给孩子使用抗生素，反而可能弄巧成拙。因为抗生素会把有害和有益的细菌一网打尽，造成益生菌无法修复的损伤，长期下来也会降低人们对疾病与感染的抵抗力，永久性地损伤免疫功能。一旦让有害细菌占得优势，入侵血液，将会使已经被削弱的免疫系统面临更为严峻的考验。

抗生素的出现，在一定程度上解决了细菌性感染引起的疾病。而抗生素的滥用与局限性也十分明显。过去抗生素被吹捧成"人类救星"，如今却使人们付出罹患各种慢性疾病或癌症、无药可用的代价。有时候机体免疫系统衰退，抵抗力下降，不得已必须使用抗生素，而抗生素的使用则会对身体免疫力造成一定程度的损害，形成一个恶性循环。所以，我们在慎重使用抗生素的同时，日常更应先从增强自身免疫力入手，改变不良生活习惯、均衡营养饮食、坚持锻炼身体，这些都能起到预防疾病的效果。

以后遇到自己或家人伤风感冒，你还会选择去医院输液吗？

▶ 五、能让"战争"永远进行下去吗

提到免疫系统，更多的人关注的是怎样把免疫系统活化起来，更好地保护我们的身体健康。可能很少有人会思考，当免疫细胞把所有的内外敌人都消灭掉以后，这场身体里的"战争"还要继续下去吗？答案显然是否定的。那么下一个问题来了，这些已经被抗原活化了的免疫细胞，它们的最终命运如何？它们会变成什么样？怎么停下来？

其实正常的免疫应答是一个可调控的动态平衡。就像免疫细胞感知抗原的刺激而活化一样，其实免疫系统也有一套很精细的调控机制，在适当的时候抑制免疫应答的水平，让机体内环境处于一个相对平衡的稳态（图4-24）。而任何免疫过强或免疫过弱都会导致相应的

疾病。这就好比中国古代《易经》阴阳理论中"阴阳交感生万物"的道理。太极图就是两条黑白的"阴阳鱼"。白鱼表示阳，黑鱼表示阴。白鱼之中有一黑眼睛，黑鱼之中有一白眼睛，表示阳中有阴、阴中有阳之理（图4-25）。

免疫系统中最英勇的是T细胞，我们在前面已经讲过很多了。T细胞在魔鬼式训练营中成长并进行职责划分：杀伤性T细胞擅长冲锋陷阵，以与敌人近身肉搏的方式来清除敌人；辅助性T细胞则是幕后军师，主要通过分泌不同细胞因子，对杀伤性T细胞及其他的免疫细胞传达命令，进行战术指导。不论是杀伤性T细胞，还是辅助性T细胞，它们都是坚决的"主战派"。而还有一些T细胞变成了"反战派"，它们是调节性T细胞，主要作用是抑制免疫功能。当战争应该结束的时候，调节性T细胞就会发出停止信号，类似于古代战争的"鸣金收兵"。除T细胞之外，其他的免疫细胞中也有很多是发挥免疫抑制作用的，例如调节性B细胞、M2型巨噬细胞等，它们共同构成了细胞层面的免疫调节机制。

具有免疫调节功能的细胞在维持机体免疫稳态过程中发挥着重要的作用。但是人们发现，在许多肿瘤中这些细

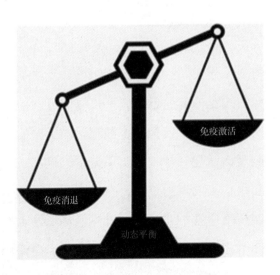

图4-24 免疫应答的动态平衡

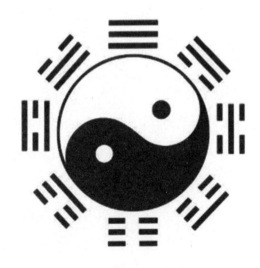

图4-25 中国太极阴阳平衡

胞明显增多，成了肿瘤细胞逃避免疫应答的"帮凶"，影响了抗肿瘤免疫治疗的效果（图4-26）。因此如何更有效地针对肿瘤微环境中具有免疫调节功能的细胞，一直是提高肿瘤免疫治疗效果的关键点。

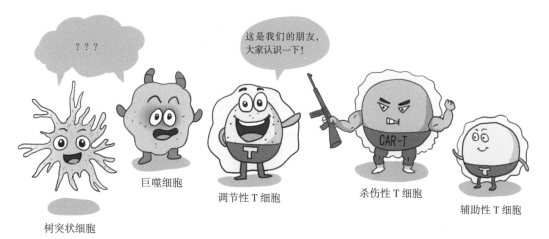

图4-26　肿瘤微环境中的调节性T细胞

2018年诺贝尔生理学或医学奖授予来自美国的詹姆斯·艾利森（James P. Allison，1948—　）教授和来自日本的本庶佑（Tasuku Honjo，1942—　）教授（图4-27），以表彰两位科学家在发现免疫检查点抑制肿瘤疗法方面的贡献。免疫检查点分子是表

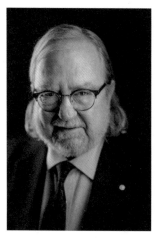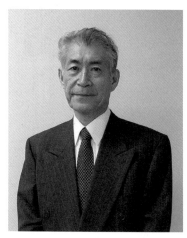

图4-27　詹姆斯·艾利森（左）和本庶佑（右）

达在活化的 T 细胞表面的一类分子，它们的重要功能就是在 T 细胞活化后下调 T 细胞的免疫应答水平。在这之前，人们对活化 T 细胞的刹车机制还一无所知。

人们已经知道，T 细胞完全活化需要至少两个信号：第一信号来自 TCR 对抗原肽和 MHC 的复合物的识别，可有效激活 T 细胞；第二信号是抗原提呈细胞表面协同刺激分子与 T 细胞表面协同刺激分子受体结合、相互作用后产生的（图 4-28）。其中最重要的协同刺激分子为抗原提呈细胞表面的 B7 分子和 T 细胞表面的 CD28 分子。在第二信号缺失的条件下，T 细胞会失去功能；只有双信号同时存在，T 细胞才能活化。T 细胞活化的双信号模式实质上是一种"保障安全机制"——第二信号确保在正确的时间与正确的部位启动 T 细胞应答，因为协同刺激分子的表达是与病原体的感染密切相关的。如果没有感染发生，T 细胞就算识别了抗原也不能活化。"双信号模式"强调了"共刺激信号"在 T 细胞活化过程中的重要地位，也揭示了人体免疫应答的复杂

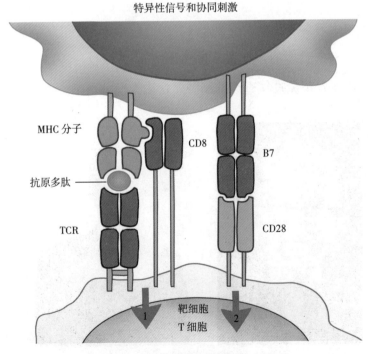

图 4-28　T 细胞活化的双信号系统

调控机制。

1982 年，艾利森在德克萨斯大学系统癌症中心工作时，鉴定了一个新的在 T 细胞活化时非常重要的受体蛋白：细胞毒性 T 淋巴细胞相关蛋白 4（CTLA-4）。CTLA-4 是一种与大家熟知的协同刺激分子 CD28 同源的蛋白，也能与 B7 分子相互作用，而且它与 B7 的亲和力远远高于 CD28。更有意思的是，CTLA-4 在活化的 T 细胞表面表达上调，与 B7 的结合启动了一种 T 细胞抑制信号。我们机体的免疫系统活化是一个自我调节的精细过程，简单来说，如果免疫系统是一辆汽车的话，必须同时有"油门"和"刹车"，而 CTLA-4 就是免疫系统的"刹车"。油门固然重要，但是刹车同样很重要，它好似给脱缰的马套上缰绳，让 T 细胞免疫应答变得可控（图 4-29）。

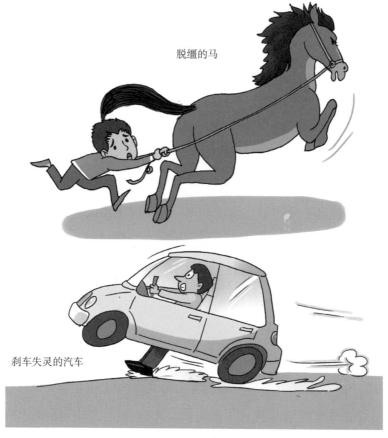

脱缰的马

刹车失灵的汽车

图 4-29 CTLA-4 分子就好像马的缰绳和汽车的刹车

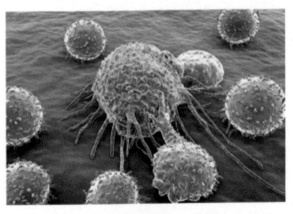

图 4-30　肿瘤细胞和 T 细胞

当时大多数研究肿瘤免疫治疗的科学家都着眼于通过各种方式活化 T 细胞，以驱动抗肿瘤免疫应答（图 4-30）。而艾利森则提出相反的建议，即阻断 T 细胞活化的"抑制"信号，负负得正。他用抗 CTLA-4 的单克隆抗体治疗荷瘤小鼠，结果发现 90% 的抗体治疗小鼠体内的肿瘤完全消失了。艾利森打破常规的肿瘤治疗思路，另辟蹊径，将 T 细胞从抑制中释放出来。这一发现引起了整个肿瘤免疫治疗研究模式的转变，在肿瘤免疫治疗领域开启了一个新时代。

　　1992 年，另一个重要的免疫抑制分子——程序性死亡受体 1（PD-1）被另一位诺贝尔奖得主本庶佑教授发现。这一发现在长达 7 年的时间里并没有引起大家关注。直到 1999 年，本庶佑教授意外地发现，敲除 PD-1 的小鼠都出现了明显的关节炎，提示其是一个免疫负调控分子。在同一年，当时还在美国梅奥医学中心工作的华人教授陈列平发现了 B7-H1（也就是现在为人所熟知的 PD-1 的配体 PD-L1）可以抑制免疫反应。那个时候陈列平教授还不知道自己发现的 B7-H1 和本庶佑教授发现的 PD-1 的关系。后来证明 B7-H1 是 PD-1 的配体，能和 PD-1 结合，抑制 T 细胞增殖和细胞因子的分泌，B7-H1 有了一个新的名字 PD-L1。PD-1/PD-L1 与之前的 CTLA-4 一样，是免疫检测点分子。它们把肿瘤细胞伪装成正常细胞，使 T 细胞被蒙蔽，充当了肿瘤细胞的"盾牌"（图 4-31）。

　　2011 年，以艾利森的发现为奠基，美国食品药品监督管理局（FDA）批准了首个免疫检查点抑制剂抗 CTLA-4 的单克隆抗体 Ipilimumab 上市，用于晚期黑色素瘤的二线治疗，标志着肿瘤免疫治疗进入了新时代；2013 年，《科学》杂志将以免疫检查点抑制剂和 CAR-T 细胞为代表的免疫疗法评为十大科学突破之首；2014 年，FDA 批

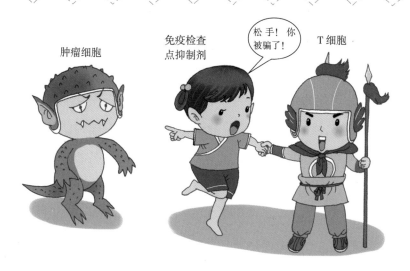

图 4-31　免疫检查点抑制剂打破肿瘤细胞对 T 细胞的"蒙骗"

准了 PD-1 抗体 Keytruda 和 Opdivo 上市，肿瘤免疫疗法彻底成为研发焦点。可能大家都对 CTLA-4 和 PD-1 抗体药物有所耳闻，免疫检查点抑制剂在肿瘤免疫治疗中所取得的巨大成功，让抗体再次焕发了新的生命力（图 4-32）。

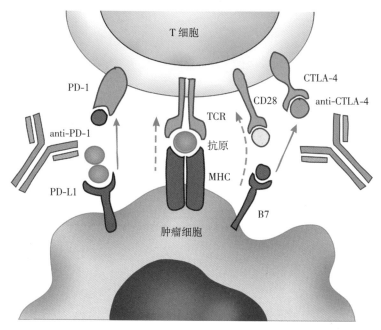

图 4-32　免疫检查点抑制剂大大促进了肿瘤免疫治疗的效果

虽然免疫检查点分子在肿瘤免疫治疗领域大放异彩，但我们也不能忽视其在生理状态下的作用。作为免疫系统的刹车片，它们也在免疫稳态的维持中发挥着重要作用。免疫应答后期，大部分活化的 T 细胞在它们的作用下都走向了死亡，而只有一小部分的 T 细胞转化成一种记忆性的 T 细胞。这种记忆性 T 细胞在体内能长期存活，并且具有免疫记忆。当同样的抗原再次出现的时候，能启动更有效的特异性免疫应答。

本章知识点小结

1. 扁桃体是机体的一个淋巴器官，是防止上呼吸道感染的第一道门户，切除扁桃体需要谨慎行事。

2. 细胞因子是免疫系统间相互沟通的语言，其种类繁多，生物学活性复杂多样。细胞因子风暴是 CAR-T 细胞治疗的主要副作用。

3. 固有免疫系统通过 Toll 样受体的模式识别和 NK 细胞的缺失识别感知外来感染和内在应激，启动机体的免疫应答。

4. 抗生素是人类伟大的发现，但是滥用抗生素不但使免疫系统遭到破坏，还成了孕育"超级细菌"的温床。

5. 正常的免疫应答是一个可调控的动态平衡，一些发挥调节作用的细胞和以 CTLA-4 和 PD-1 为代表的免疫检查点分子在维持机体免疫稳态过程中发挥着重要的作用。

第五章
五花八门的病原体和免疫防控

▼

自然界中的微生物是多种多样的，分布极广，其中仅有一小部分可以引起人类的疾病，我们将这类微生物称为病原体。在数百万年的进化过程中，人类形成了抵御外来病原体的复杂的防御系统，我们称之为"免疫系统"。可是，就算有免疫系统的存在，我们还是会受到各种各样的病原体的感染，从而造成一次次大规模的传染病暴发。人类的医学史很大一部分是与五花八门的病原体斗争的历史，这其中免疫防控措施功不可没。我们曾经消灭了天花，战胜了白喉、破伤风、脊髓灰质炎……但是这场与病原体的斗争还远远没有结束。

本章主要介绍五花八门的病原体和它们引起的传染病的故事，有2003年不期而至又在今年卷土重来的冠状病毒；有从禽类传到人类的禽流感病毒；有至今未能被我们击退的人类免疫缺陷病毒；有曾肆虐世界各地数千年的宿敌结核分枝杆菌；有至今未能被我们攻克的寨卡病毒；还有可以用作生物战的埃博拉病毒、马德堡病毒（图5-1）。在这些"现实威胁"面前，我们应该充分调动自身的免疫系统来进行防控；此外我们还应该认识到，病原体的源头防控，即远离野生动物是重中之重。人类只有尊重自然，敬畏自然，才能平安地生存下去。

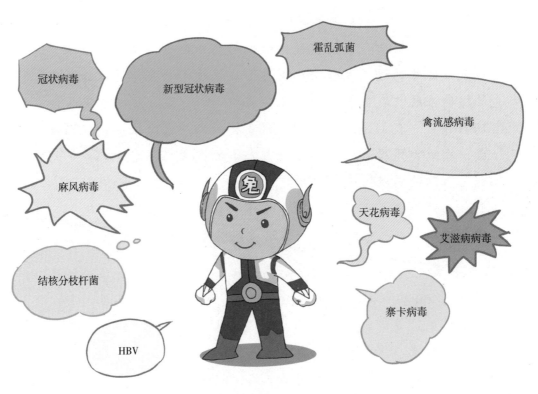

图 5-1 免疫系统要面对许多病原体

在地球上，各种各样的微生物数量巨大。如果你把一个装满海水的普通玻璃杯握在手里，就相当于握着上百亿个微生物。这些微生物是食物链的分解者，在生态系统中占有很重要的作用。而通常人们最常见的微生物就是细菌。

细菌是由单个细胞组成的最简单的生物。我们之所以认为它是活的生物、有生命的生物，是因为每个细菌都是由一个完整的活细胞组成。尽管细菌细胞比其他生物的细胞要简单得多，甚至比其他单细胞生物的细胞也要简单得多，但是"麻雀虽小，五脏俱全"。细菌细胞具有细胞壁、细胞膜、蛋白质、脂肪、碳水化合物、DNA、水等。正因为细菌是活的生物体，需要吃饭、消耗能量、排泄，只要外界有合适的食物，它们就可以生存，也可以寄宿在生物体内。如果细胞耗尽能量，那么细菌就会被"饿"死。

而相比之下，病毒这玩意儿好像就有点不讲道理。病毒和细菌的本质就不一样，它们根本就不是一个细胞。病毒不但从个头上看比细菌小得多，而且从结构上讲，也比细菌简单得多。它通常由蛋白质外壳和内部的遗传物质（DNA 或 RNA）组成，除此之外它就是个穷光蛋，什么也没有。因此它没有持续的代谢过程，它不消耗食物，也不排泄废物，也没有所谓的"挨饿"之说。与细菌不同，病毒不能自行生活在外面，只能寄居在生物体内。事实上，在病毒遇到合适的宿主细胞之前，它只是一个完全惰性的粒子，除 DNA 或 RNA 的片段外，它没有任何与生物相关的基本特征。

然而，病毒却有一个重要特征使它变得非常强大。病毒的蛋白外壳其实没有什么作用，是专门用来蒙骗宿主细胞的。只要病毒与细胞膜表面的受体结合，病毒中的 DNA 或 RNA 就会悄悄溜进细胞内，并劫持这个细胞，改变被劫持细胞的代谢活动，把细胞变成制造更多病毒颗粒的工厂。最后，病毒颗粒并不满足于待在一个细胞里，新产生的病毒以某种方式逃离宿主细胞，以便感染其他细胞。因此，从这个意义上讲，病毒就是一些什么都没有的强盗，主要靠打家劫舍来生存。

提起病毒，大家往往第一感觉就是"恨""怕"和"厌恶"，因为病毒往往是跟一些可怕的传染病联系在一起的，包括历史上的天花病毒、破伤风病毒、狂犬病毒、脊髓灰质炎病毒、人类免疫缺陷病毒以及新型冠状病毒、埃博拉病毒、寨卡病毒等。在很久以前病毒已经出现在地球上了，它们可以说是和原始细胞一起进化的，只不过其他的细胞都往更复杂、更先进、更高级、更文明的方向发展，而唯独病毒选择另外一条进化的路径：它们选择寄宿在细胞中来繁衍自己，其实也只是大自然进化出来的一种生存策略而已。你可能要说了，病毒寄生也就算了，为什么要引起人类的疾病呢？是不是也太不厚道了！设想一下，如果你是一个病毒，你找到了一个很安逸、舒适的宿主细胞，你愿意把这一切都毁掉，再去辛辛苦苦地寻找另一个"安乐窝"吗？答案显而易见是否定的。从进化和繁衍的角度来看，病毒进入宿主细胞的目的其实并不是杀死它，或者它们根本不愿意杀死宿主细胞，因为寄居在活的宿主细胞里，它们才能繁衍传播。任何可以在短时间内杀死宿主的病毒，在宿主死亡的那一刻，又都变回了一个惰性粒子。因此，病毒在漫长的进化过程中，其实已经和它们的天然宿主达成了协议，和谐共处了。宿主适应了病毒，而病毒也在宿主中安逸地待着。只是某一天，因为一些因素，病毒不幸地由天然宿主传染到其他宿主上，而新的宿主并不适应这样的病毒，就会发生强烈的免疫反应，导致新的宿主产生疾病和死亡。就像有些病毒在蝙蝠身上好好的，但到了人身上，我们就适应不了。

因此，不论是细菌，还是病毒，它们与其他物种一样，都有其在自然界中存在的意义。这些造成人类疾病的病原微生物本身并不想与人类为敌，而很多传染病暴发的根源都是因为人类打扰了它们清净的生活。

2020 庚子鼠年刚开始，一场突如其来的灾难在神州大地上传播开来。这是在我国境内恶性传染病大规模流行的最近的一次记录。它被命名为新型冠状病毒肺炎，英文名称为"COVID-19"。

在冠状病毒给国人带来的灾难中，这已经不是第一次了——这场疫情让大多数的中国人第一时间联想到了发生在 2003 年的"非典"疫情。同样是冠状病毒，同样是通过呼吸道飞沫传播，病理特征和临床表现极其相似……经过认真研究，它们竟然有如此多的相似之处，两相比较的确令人不胜唏嘘——难道是当年的疫情卷土重来了吗？

可能你要说了，当时你还没出生，或者还小，不清楚，那么让我们一起回顾一下 2003 年的那场疫情。那场疫情官方命名是"严重急性呼吸综合征"，英文名叫 SARS（图 5-2），当时还有一个更为人熟知的名称——"非典"。该病最早是于 2002 年底在广东顺德暴发，在 2003 年 2 月春节前后，随着春运人口的迁徙流动，疫情进一步扩散至全国。这场始于广东的非典疫情还扩散至中国香港、中国台湾和东南亚地区，并从东南亚传播到澳大利亚、欧洲和北美。印尼、菲律宾、新加坡、泰国、越南、美国、加拿大等国家都陆续出现了多起"非典"病例。截至当年 7 月底疫情基本平息，全球"非典"患病人数 8 422 例，死亡 916 例，平均死亡率 10.8%。由此可见，当年 SARS 的感染率远低于这次的新冠肺炎，而死亡率却高于这次的新冠肺炎，是一场更为可怕的灾难。

从 2003 年 3 月 6 日接报第一例输入

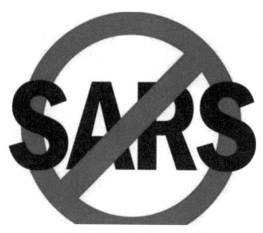

图 5-2　2003 年的 SARS 疫情

性"非典"病例开始，首都北京很快成了名副其实的"非典"疫情重灾区。北京各大中小学校开始停课、隔离，外地人、外国人纷纷选择离京、离境躲避。由于大家都在流传熏白醋和喝板蓝根可以预防"非典"，因此市面上出现了抢购米醋和板蓝根的风潮。平时一大包不到10元的板蓝根，价格一下子飙升了五六倍；白醋价格也节节攀升，从10元升至80元、100元。在当时的北京，平时热闹无比的天安门广场变得冷冷清清；曾经人潮汹涌的西单、王府井，一时冷清得看不到人影；公交、地铁都是空的，偶尔出现几个人，也都罩着口罩，只露出两只眼睛（图5-3）。纱布口罩到了论"层"而卖的地步：8层3元；9层4元；12层6元……最昂贵的所谓"高科技口罩"已达每只近百元的天价。口罩的供不应求甚至波及大洋彼岸，美国不少华裔相继订购口罩寄送给中国的亲友，导致不少地方口罩缺货……

也许当时你还没有出生，并没有经历过这场疫情。此刻你可能最关心的问题是：我们不是有免疫系统的保护吗？疫情有这么可怕吗？

SARS 其实是由一种冠状病毒引起的。冠状病毒最先是从鸡身上被分离出来的。

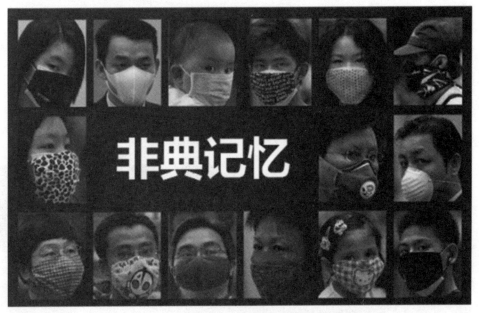

图 5-3 无处不在的口罩成了我们的非典记忆

病毒颗粒呈球形或椭圆形，很小，我们肉眼根本看不见。在电子显微镜下我们可以看到，病毒由一层包膜包裹，包膜上存在明显的棒状粒子突起，叫棘突。棘突结构对病毒感染细胞非常重要，因为只有棘突跟细胞表面的受体结合后，病毒才能侵入细胞，就好比钥匙和锁的关系。在电子显微镜下棘突使整个病毒形态看上去像中世纪欧洲帝王的皇冠，因此得名"冠状病毒"（图5-4）。目前所知，冠状病毒只感染脊椎动物，与人和动物的许多疾病有关。冠状病毒通过呼吸道分泌物排出体外，经唾液、喷嚏、接触传染，并通过空气飞沫传播，感染有明显的季节性，高峰在秋冬和早春。其实冠状病毒就是与流行性感冒相关的两种主要病毒之一。

既然冠状病毒引起的主要症状就是流感，那么它听起来好像也没有那么恐怖，怎么会引起那么可怕的疫情呢？其实，引起SARS的是冠状病毒的一个变种，是人类从未接触过的新病毒。2003年年底，当这场致命疫情消退后，科学家关于这个未知病毒的溯源研究也随即展开。很快，科学家从野生动物市场上的果子狸体内检测到了SARS冠状病毒。但进一步研究发现，果子狸虽然是直接感染人类的传染源，但似乎并不是"始作俑者"。那么，这些致命的病毒究竟源自哪里？它们的自然宿主到底是谁呢？科学家研究发现它们的自然宿主是蝙蝠。

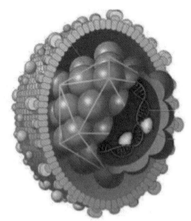
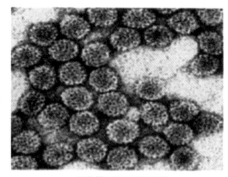

显微镜下的冠状病毒

图5-4　冠状病毒结构示意

提到蝙蝠,你脑海里会闪现出什么样的情景呢? 是那个凶恶残忍的"吸血屠杀者",是那个昼伏夜出、循声定位的"雷达"动物,还是那个曾经遭到鸟类和哺乳类的嫌弃,唯一长翅膀会飞的哺乳动物? 其实在哺乳动物中,蝙蝠是仅次于啮齿类动物的第二大类群,其种类繁多,在全世界分布广泛。而在病毒学家心目中,蝙蝠更是地位特殊,因为它是许多病毒的自然宿主,包括埃博拉病毒、马尔堡病毒、狂犬病毒、亨德拉病毒、尼帕病毒等。由于蝙蝠具有特殊的免疫系统,携带病毒却极少出现病症,在漫长的进化历程中,便成为上百种病毒的天然宿主(图5-5)。

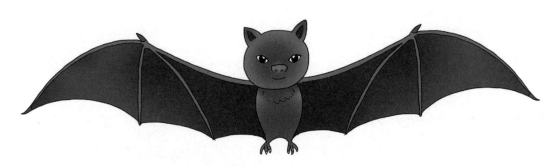

图 5-5　蝙蝠是很多病毒的天然宿主

2013 年,在"非典"疫情暴发十周年之际,中科院武汉病毒研究所的科学家从蝙蝠身上分离出第一株 SARS 样冠状病毒的活病毒。经过比对,它们的各个基因和 SARS 病毒的最高相似度达到 97% 以上,属于高度同源。从遗传学上讲这意味着 SARS 病毒的最直接祖先就是来自蝙蝠。科学家还揭示了 SARS 冠状病毒变种可能的产生方式是基因重组——就像细菌会不断通过基因突变来产生耐药性一样,病毒也会通过不断的基因重组产生新的变种。

自然界野生动物携带的病原体其实很多,但是感染人的概率非常小。这些病原体不会主动感染人类,因此人的免疫系统也就从来没有机会认识这些病原体。正是因为我们的免疫系统从没有受到过类似的挑战,一旦感染一个新的毒性很强的病毒变种,后果就会很严重——疯狂的细胞因子风暴会导致人体多器官衰竭。我们现在经常看到一两年就有一个新发传染病，这其实是人类活动的一个结果——人类侵袭野生动物的领地，去旅游，去开发，去养殖，甚至还有人去尝鲜……类似的这些人类活动正是造成我们被野生动物体内的新型病毒变种感染的原因。

那么这次的新型冠状病毒呢？事实证明，新型冠状病毒（图5-6）也是冠状病毒的一种，它跟SARS冠状病毒是平行的，二者是同一类病毒，但不是同一种。尽管有诸多的相似点，但是新型冠状病毒似乎比SARS病毒传播能力更强，更为狡猾。到目前为止，人们对这种病毒了解得还很有限。但令人欣慰的是，从对新型冠状病毒的病毒种的确认，到它的基因序列的确认，再到它初步的生物学性状、病毒的培养、病毒感染的动物模型的建立，我国的医学工作者为后来利用我们自身的免疫力，为我们研制疫苗打下了良好的基础。

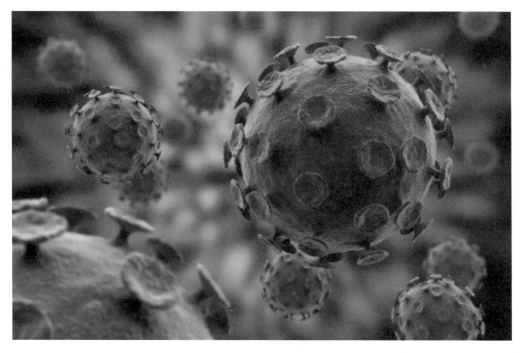

图5-6　新型冠状病毒

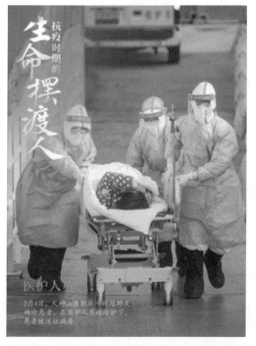

相隔17年的两场相似的疫情至少让我们看清了两个事实：第一，无论当初在北京，还是这次在武汉，国家对于疫情的管理和重视，全国人民众志成城，是我们战胜疫情的保障，让我们向战斗在一线的医护人员致敬（图5-7）！第二，要避免类似的传染病卷土重来，我们必须彻底取缔野生动物交易！远离野生动物，保护它们的栖息地，就是最好的病原体源头防控措施（图5-8）。在此基础上，我们还要从疫苗研发方面，充分调动我们自身免疫系统的抗感染能力，这样才能真正战胜恶性传染病。

图5-7　疫情发生时的逆行者和"战士"

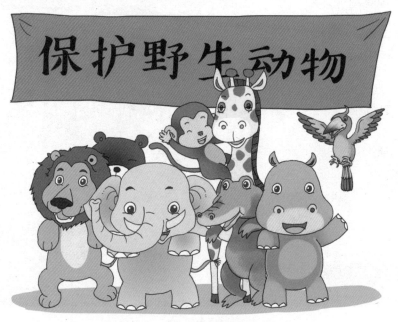

图5-8　保护野生动物是最好的病原体源头防控措施

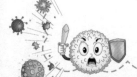

▶ 三、当人类患上禽流感

和我们人类一样，鸡、鸭、鹅等禽类也会罹患流行性感冒，我们称之为禽流感，就是老百姓口中的"鸡瘟"。顾名思义，禽流感是发生于禽类的一种由于禽流感病毒感染引起的急性传染病（图5-9）。禽流感病毒除可感染鸡之外，还可在鸭、鹅、火鸡、天鹅、鹦鹉、鸽、海鸟等动物中传播，甚至也能在猫、猪、狗等哺乳动物中传播。与普通流感病毒、SARS病毒和新型冠状病毒相似，禽流感病毒也属于冠状病毒，而且感染后也是以呼吸道症状为主。

禽流感病毒在最近几年引起了人们的广泛关注，因为人们发现它也能侵袭人类。与所有流感病毒一样，禽流感病毒需要感染宿主细胞，必须依靠其表面的两种蛋白质，一种是红细胞凝集素（简写成H），另一种是神经氨酸苷酶（简写成

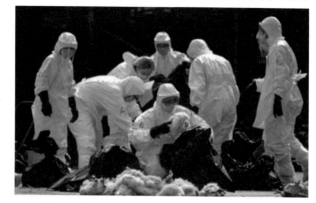

图5-9　禽流感发生后，工作人员处理禽类尸体

N）。至今人们已经发现16个亚型的H蛋白，9个亚型的N蛋白，而且由于不同的H和N可以构成不同组合，因此可以形成很多种毒性和传播速度不尽一致的禽流感病毒株。一般情况下，禽流感病毒不容易感染人。然而病毒结构简单，带有天然的遗传不稳定性，在复制过程中很容易发生基因重组，致使结构发生改变，新变种可以说是无穷无尽。基因突变给禽流感病毒赋予了不同的特性，甚至使其获得跨物种传播的能力，人感染禽流感病毒就是这个原因所致。

H5N6是禽流感病毒的一种亚型，病毒的来源是禽类，这种病毒在禽类传播，但是鲜有听说该型禽流感感染人类的消息。也正因如此，当2013年老挝首次发现了新的H5N6病毒时并未引起人们的注意。直到2014年5月，四川南充一名曾接触过病

死家禽的 49 岁的男性患者感染了 H5N6 亚型禽流感病毒，临床诊断为急性重症肺炎，经省、市联合专家组全力抢救无效死亡，H5N6 亚型禽流感病毒才受到了广泛的关注。这名死者是全球第一例人感染 H5N6 亚型禽流感病毒的病例，也就是说人类是可以感染这种禽流感病毒的，而且目前致死率为 100%。2017 年在菲律宾也发生了大面积的 H5N6 禽流感。研究表明，直接接触家禽或野鸟是 H5N6 亚型禽流感病毒传播的重要途径。因此从事活禽养殖、加工、买卖或者经常出入活禽市场的人员是高危人群。人和禽类混杂居住的养殖场、活禽市场，为病毒基因的重组、病毒的进化和传播提供了便利条件，是病毒的主要传播场所。研究表明，多数感染 H5N6 亚型禽流感病毒的病例发病前都有活禽市场接触史，特别是患有基础疾病、免疫力较低的年长者更易感染。除直接接触家禽外，有研究人员在家猫、猪等哺乳动物体内也分离到 H5N6 亚型禽流感病毒，并且发现家猫体内分离的病毒基因序列与感染人的毒株具有较高的同源性，这说明病毒也有可能通过感染并适应猫等哺乳动物后，再通过直接接触传染给人类。这条可能的传播途径对人类也具有潜在威胁。

相比来说 H5N1 亚型禽流感病毒则更是臭名昭著，它是一个高致病性亚型禽流感病毒。该病毒于 1997 年首次从中国香港一名 3 岁儿童的流感死亡病例标本中分离鉴定出来。2003 年以来，这一种亚型禽流感病毒已经从亚洲传播到欧洲和非洲，并在某些国家的禽类中根深蒂固。疫情导致数百万家禽感染，数百人感染和多人死亡。家禽中的疫情已经严重影响到疫情国的人民生计、经济和国际贸易。截止到 2013 年 3 月，全球共报告了 622 例感染高致病性 H5N1 亚型禽流感病毒的人，其中死亡 371 例。我国境内发现的有 45 例，死亡 30 例，死亡率极高，而且多为年轻人和儿童，社会危害很大。

H7N9 禽流感是一种新型禽流感，于 2013 年 3 月底在我国上海和安徽两地率先被发现。H7N9 亚型禽流感病毒基因来自东亚地区野鸟和中国江浙地区鸡群的基因重组。截至 2016 年 1 月 10 日，全国已确诊 134 人，37 人死亡。从事禽类养殖、贩运、销售、宰杀、加工业等的人员为感染高危人群。

可以肯定的是，人类可以感染禽流感病毒，目前发现可感染人的禽流感病毒亚型包括 H4N8、H5N1、H5N6、H6N1、H7N2、H7N3、H7N7、H7N9、H9N2、H10N7 和 H10N8 等。其中，H5 为高致病性的。但是好在禽流感病毒有别于人类流感病毒，不容易在人与人之间传播。人类感染的主要途经是直接接触受感染的动物或受污染的环境，尚无人传人的证据。

因为不可能完全消灭禽流感病毒，所以人感染禽流感病毒的情况会持续发生。因此在禽类源头中控制病毒，对减少人类感染风险至关重要。对于禽类来说，疫区的家禽应忍痛捕杀，撒石灰后深埋，以防病毒再次复活与传播。对于有可能受到病毒感染的地区，其存活的禽类应接受疫苗注射。此外，其他禽畜（如鸽子、鹤等）需暂停野外放飞。而对于个人而言，要尽量避免接触禽畜，勤洗手，注意个人卫生，从正规渠道购买冰鲜禽肉，食用禽肉、蛋时要充分煮熟，并注意生熟分开，尽量避免接触野生禽鸟或活禽交易市场。

▶ 四、艾滋病是人类的梦魇

艾滋病全称是"获得性免疫缺陷综合征"，英文缩写为 AIDS，是由人类免疫缺陷病毒（HIV）引起的一种病死率极高的恶性传染病。艾滋病之所以病死率高是因为病毒侵入人体后，主要攻击对象是人体最重要的 T 细胞，能严重破坏人体的免疫系统。严重的免疫缺陷会使 HIV 感染者逐渐丧失对其他多种感染的抵抗能力，会出现如带状疱疹、口腔霉菌感染、肺结核等多种严重感染，后期常常还会并发恶性肿瘤，以至全身器官衰竭而死亡。HIV 在人体内潜伏 8 ～ 9 年后才会发展为艾滋病。目前还没有疫苗可以预防艾滋病，也没有治愈的有效药物或方法。比起前面提到的 SARS 等其他感染性疾病，艾滋病的防治是当前相当棘手的医学难题之一。每年的 12 月 1 日被定为"世界艾滋病日"（图 5-10）。

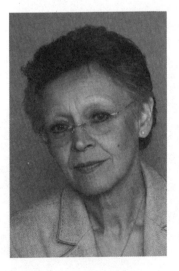

12.01 WORLD AIDS DAY

图 5-10　每年 12 月 1 日为"世界艾滋病日"

艾滋病起源于非洲，后由移民带入美国。1981 年 6 月 5 日，美国疾病预防控制中心在《发病率与死亡率周刊》上登载了 5 例艾滋病患者的病例报告，这是世界上第一次有关艾滋病的正式记载。1982 年，这种疾病被命名为"艾滋病"。不久以后，艾滋病迅速蔓延到各大洲。1985 年，一位到中国旅游的外籍人士患病入住北京协和医院后很快死亡，后被证实死于艾滋病。

艾滋病自被发现以来已经导致了数千万人死亡，曾经被称为"世纪末肿瘤"。起初人们并不知道患病的原因是什么，直到 1984 年，美国科学家罗伯特·盖洛（Robert C. Gallo）以及法国科学家弗朗索瓦丝·巴尔·西诺西（Francoise Barre Sinoussi，1947—　）和吕克·蒙塔尼（Luc Montagnier，1932—　）几乎同时分离了 HIV（图 5-11）。他们发现这种病毒是一种新型的逆转录酶 RNA 病毒，具有特殊的复制方式，即由 RNA

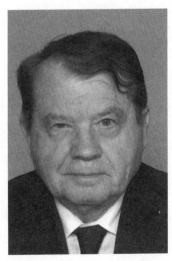
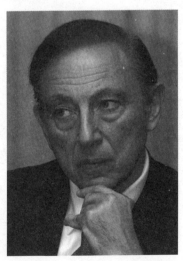

图 5-11　弗朗索瓦丝·巴尔·西诺西（左）、吕克·蒙塔尼（中）和罗伯特·盖洛（右）

逆转录形成 DNA。它们感染的对象是人的 CD4 T 细胞，会在宿主细胞核中注入自己基因组逆转录形成的 DNA，并将 DNA 永久性地插入到宿主染色体中，将整个宿主细胞据为己有，以利于自己繁衍生息。其后数年，两国科学家在谁最先分离出 HIV 的问题上一直有争议。最终的结果是，法国科学家弗朗索瓦丝·巴尔·西诺西、吕克·蒙塔尼与德国科学家哈拉尔德·楚尔·豪森（Harald zur Hausen，1936—　　）分享了 2008 年的诺贝尔生理学或医学奖。不管怎么样，他们在艾滋病研究领域做出的巨大贡献，没有人可以抹杀。

HIV 大致呈球形，病毒由类脂包膜包裹，并嵌有两种病毒蛋白 gp120 与 gp 41。这个样子跟冠状病毒也差不多。包膜内部依次是球形基质和半锥形衣壳，衣壳内就是病毒的 RNA（图 5-12）。艾滋病虽然非常可怕，但是 HIV 却很脆弱，其传播途径也非常有限。HIV 一旦接触到空气就会死亡，不会通过与患者的日常接触传播，握手、一起吃饭都不会传染，只能通过性传播、血液（体液）传播和母婴传播（图 5-13）。人们很早就发现，很多猿类患有一种由感染猿类的免疫缺陷病毒（SIV）引起的导致机体免疫力下降的疾病，SIV 也被发现与引起艾滋病的 HIV 结构非常相似。但当时没

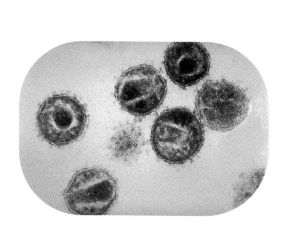
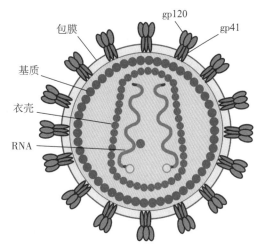

图 5-12　HIV 的结构

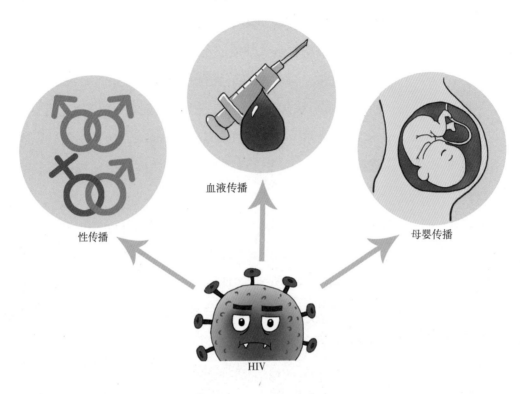

性传播 血液传播 母婴传播

HIV

图 5-13 HIV 的传播途径

有人觉得这种"专属"于动物的疾病跟人有什么关系。之后的研究发现，HIV 几乎可以肯定是起源于约 100 年前位于中非的刚果民主共和国首都金沙萨附近丛林中的黑猩猩。那么本来存在于猿类身上的 SIV 是怎么到了人身上，变成 HIV 的？最可信的说法是猩猩是当地人捕猎的对象之一，猎人捕猎时很容易出现伤口，这时候黑猩猩体内带有病毒的血液就很可能通过伤口进入猎人体内，这部分感染的猎人通过其他途径感染别的人，导致了艾滋病开始在人类流行。所以说，跟 SARS 类似，艾滋病仍然是源于人类对野生动物的杀戮。

你有没有听说过"艾滋病村"？ 1995 年，河南、河北地区发生艾滋病大规模疫情。有些村几乎全村的人都感染了 HIV。为什么会出现这么严重的感染呢？原来在 20 世纪 80 年代末 90 年代初，中国开始大规模兴建血液制品生产企业。血液制品就是从人血液中分离出来的具有生物活性的物质。即使在今天看来，这也是一桩一本万利的"好买卖"，因为血液制品在全世界范围内都属于稀缺商品，在中国根本供不应求，价格非常高。在这样的大背景下，就催生了骇人的"血浆经济"。中国是人口大国，尤其像河南这样的人口大省，只要有人愿意卖血，就能创造上亿的价值。于是在偏远贫困的农村出现了很多血浆站，很长一段时间里，在驻马店、开封、周口、商丘的一些乡村，卖血成了人们的一种日常生存状态。但是血站的卫生措施不到位，HIV 就是在血站"单采血浆、回输红细胞"的过程中乘虚而入，在卖血的人们中蔓延开来。最后整个村子大部分人都感染了艾滋病，村子变成了"艾滋病村"（图 5-14）。

听到这里你可能要坐不住了，因为大家都知道，蚊子能够通过吸血，传播很多传染病。那么吸血的蚊子会不会传播艾滋病呢？试想一下，在人群中穿梭吸血的蚊子，在叮咬了一个艾滋病患者之后又来叮咬健康人的情况还是有可能存在的，这样会不会将含有 HIV 的血液带到健康人的身上呢？事实没有这么简单。蚊子的口器并不像注

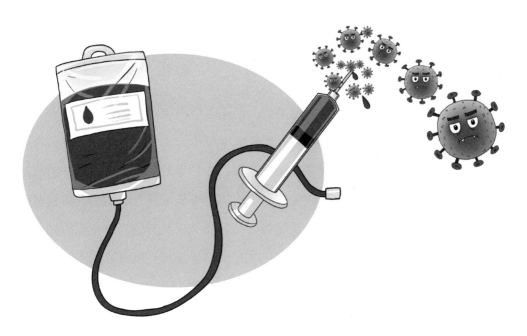

图 5-14　骇人的"血浆经济"造成了"艾滋病村"

射器那样可吸可推。当蚊子将口器刺入叮咬对象皮肤时，血液只会单向地被吸入蚊子体内，而不会被蚊子"注射"进入人体内。大多数蚊子所能传播的疾病，都是由于蚊子在叮咬时"呕吐唾液"造成的。比如，疟疾是由疟原虫引起的，而疟原虫能够在蚊子体内存活一段时间。在蚊子吸血时，含有疟原虫的唾液就会污染叮咬部位，造成疟疾传播。而 HIV 的情况并不是这样。HIV 不能在蚊子体内生存，蚊子吸血后，HIV 很快被蚊子体内的消化酶破坏掉，自然在蚊子呕吐的唾液内就不会含有 HIV，也就不能感染新的叮咬对象了。

你可能还有疑问：虽然蚊子的呕吐物不含有 HIV，但蚊子那支吸血的"针"上面可能会沾有 HIV。这些 HIV 在蚊子吸血时被刺进人体，不就会导致 HIV 传播了吗？另外，如果蚊子在吸血的时候被一巴掌拍死，那些被吸进去还没被破坏掉的 HIV 不也可能导致 HIV 传播吗？其实不然，要使人体遭受感染，致病微生物的数量必须达到一定规模才行。蚊子口器上即便有残存的 HIV，其数量也是极其微小的，远远达不到引起人体感染的规模。数据分析显示，要使一个健康人感染 HIV，可能需要数千万只刚叮咬过艾滋病患者的蚊子一起传播才行。因此，尚没有一例因蚊子叮咬而感染 HIV 的报告。你瞧瞧，这下放心了吧！所以真相就是：蚊子尽管非常可恶，但它并不会传播艾滋病。

全世界众多科学家虽然付出了巨大的努力，但是至今仍未研制出根治艾滋病的特效药物，也还没有可用于预防的有效疫苗。HIV 非常狡猾，在侵入人体后其复制所需的逆转录酶基因经常发生突变，使得变异体很难被人体自身的免疫系统识别并清除，这也是疫苗研发遇到的主要问题，这就为艾滋病的防控带来了很大的困难。而且 HIV 会躲进另一种免疫细胞——巨噬细胞里长期蛰伏，以躲避现有药物，并在里面大量增殖。待到一定数量时释放出来，"集中火力"攻击 CD4 T 细胞，后者几乎不能幸免。人体的免疫系统没有了 CD4 T 细胞，"元气大伤"，抵抗力会大大下降。因此，艾滋病患者通常并不是死于 HIV 本身，而是死于免疫系统受损导致的严重且难以好转的感染。单一的抗病毒药物很容易诱使 HIV 产生抗药性，疗效也会变得越来越差。

1996年，美国科学家何大一首创了艾滋病的"鸡尾酒疗法"（图 5-15）。大家可能对鸡尾酒并不陌生，这是西方人非常推崇的一种混合酒，将几种不同风格的酒调在一起，品尝起来别有一番滋味。何大一教授将他的这种治疗方法形象地命名为"鸡尾酒疗法"正是与此有相似的含义：同时使用 3 ～ 4 种不同的抗病毒药物，每一种药物针对 HIV 繁殖周期中的不同环节，不但能够有效杀灭 HIV，还能最大限度地抑制 HIV 的抗药性。"鸡尾酒疗法"大大提高了艾滋病的治疗效果。在遭受了十几年的恐惧和绝望后，人们总算看到了一线治愈的希望。

"鸡尾酒疗法"目前已成为标准的抗艾滋病方法，HIV 感染者日常服用可抑制体内病毒，维持生命。然而，这种疗法副作用较大，日常服用复杂，容易形成药物依赖，成本偏高且不能消灭所有的病毒。即便如此，"鸡尾酒疗法"所取得的功效还是毋庸

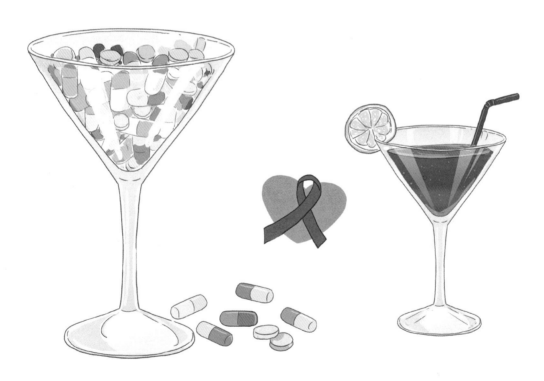

图 5-15　艾滋病的"鸡尾酒疗法"

置疑的。

现阶段我们对艾滋病的防控是以宣传和预防为主，治疗目标则是最大限度和持久地降低患者的病毒携带数量，重建和维持免疫功能，提高生活质量，降低疾病的发病率和死亡率，将艾滋病变成一种慢性病。

可能我们离艾滋病的治愈还有一定的距离，但是大家应该看到，曾经致命的疾病如今已经被驯服，变成了慢性病，而下一步的目标就是寻找治愈方法。科学研究总是在一次又一次的挫折中缓慢前进，但希望永远存在。

▶ 五、死灰复燃的结核病和结核分枝杆菌

结核病无疑是我们人类的宿敌。考古发现，在 4 500 多年前的埃及金字塔中，木乃伊的脊柱有结核病病理改变。无独有偶，我国马王堆西汉女尸辛追的右上肺，也有一明显的结核病钙化灶。无怪乎 2 500 年前成书的《黄帝内经》已有"虚劳"之症的描述。虚劳者，是虚损劳伤之意。虚劳过甚，痨虫趁机作祟所形成的传染性慢性消耗性疾病，称为痨瘵。因其主要呈现出呼吸道症状，通称为"肺痨"或"肺痨病"，即现今我们最熟知的"肺结核"。

数千年来，结核病不知夺走了人类多少生命，其中不乏"百年而难一觅"的精英。还记得吗？我们前面提到的因为血清疗法获得首届诺贝尔生理学或医学奖的贝林，他打赢了白喉、破伤风，却在晚年研究结核病的时候不仅没有成功，还被夺去了 63 岁的生命。除此以外，英国著名作家、《呼啸山庄》的作者艾米莉·勃朗特（Emily Jane Bronte，1818—1848 年）在 30 岁时因肺结核离开了人间；著名作曲家、钢琴家弗雷德里克·肖邦（F. F. Chopin，1810—1849 年）因肺结核于 39 岁辞世；一代才女林徽因也饱受肺结核的折磨，于 1955 年离开人间四月天；即使本人是医

生的俄国著名作家契诃夫，也是在 1904 年死于结核病的，享年 44 岁；同样地，我国伟大作家鲁迅先生也因结核病逝世。

那么导致结核病的结核分枝杆菌到底是什么呢？大约在公元 2 世纪，我国先民即已认识到肺痨具有传染性，其传染因子是"痨虫"。唐代孙思邈在其《千金方·九虫》中已提出"劳热生虫于肺"，在《外台秘要》中进一步明确指出"生肺虫，在肺为病"。到了南宋许叔微的《普济本事方》中更加明确地说："肺虫如蚕……居肺叶之内，食人肺系，故成瘵疫，咯血声嘶，药所不到，治之为难。"诚然，由于历史及科技发展的局限性，对于"痨虫"的描述只能是推测与想象的，然而有关痨虫累及器官、造成的疾患与产生的症状以及治疗的困难的描述是十分精准的。到了 19 世纪 80 年代，德国的细菌学家罗伯特·科赫（Robert Koch，1843—1910 年）（图 5-16）分离出结核分枝杆菌，人们才认出了"痨虫"的庐山真面目——痨虫者，结核分枝杆菌是也。科赫分离并成功培养出结核分枝杆菌，并证明其能导致结核病，从而彻底阐明了结核病的病因。这是人类与

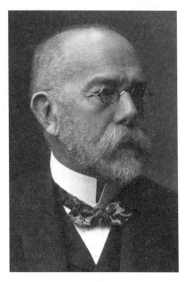

图 5-16　罗伯特·科赫

结核病斗争历史上的第一个具有里程碑意义的重大发现。1905 年罗伯特·科赫也因此成就获诺贝尔生理学或医学奖。

在显微镜下，结核分枝杆菌为一种细长稍有弯曲，两端圆形的短棒，常有分枝（图 5-17），所以细菌学家将它们划归分枝杆菌属。分枝杆菌的细胞壁脂质含量较高，宛如披着一副铠甲，因此赋予它们极顽强的性格。它们不怕冷、不畏干燥，甚至对酸、碱也有一定的抵抗力。如果我们翻翻结核分枝杆菌的历史就可以发现，原来这类细菌最早乃是普通土壤中的"牧民"，通常生长缓慢。

不幸的是，在人类历史长河里的某一时刻，这些"牧民"偶然侵入我们人类的肺，发现这里既温暖又湿润，还有足够的氧气可供呼吸，是它们繁衍生息的"温柔乡"。于是这些"移民"便开始在人体中定居下来。迄今它们在人体中已绵延数千万年。

其实从结核分枝杆菌进入人体的那一瞬间，我们机体免疫系统与结核分枝杆菌之间的较量便开始了，结局的胜负取决于双方力量的对比与消长情况。根据临床观察与经验推断，只有一次性吸入 100 个以上的结核分枝杆菌才会形成感染，而且除数量之外，结核分枝杆菌的毒力也是不完全一样的，可分为强、中、弱三个等级，强毒力的结核分枝杆菌侵入人体比弱毒力者更易引起血行性的播散，可形成多处与多个潜在性结核病灶。

机体的免疫系统在被结核分枝杆菌感染后，能从物理、化学及生物各个方面，对

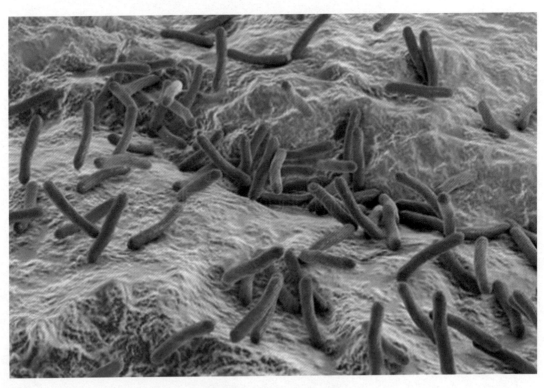

图 5-17　结核分枝杆菌

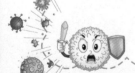

其进行有力阻击。事实上，因为免疫系统的存在，人体被结核分枝杆菌感染之后，90%以上的携带者是不会发病的。结核分枝杆菌进入人体后，在大多数情况下，由于我们的免疫系统的作用，感染都能被控制在局部。然而免疫系统很难将结核分枝杆菌彻底清除，于是结核分枝杆菌便可在人体内潜伏下来，少则数月、数年，多则十余年、数十年，甚至与携带者"终身相伴"。然而，不要以为结核分枝杆菌会与你"相安无事"，一旦你的免疫力下降，它们便会迅速生长，在肺内（或别的器官内）建立起一个足够大的"根据地"，形成病灶，产生"结核"的症状。1895年，德国物理学家威廉·康拉德·伦琴（Wilhelm Röntgn，1845—1923年）（图5-18）发现X射线，使之成为结核病诊断的有力工具，他也因此荣获1901年诺贝尔物理学奖。这是人类与结核病斗争获得的第二次重大胜利。

虽然结核病可以在人体的多个器官或组织中形成，但是由于特殊解剖位置以及特有的组织学结构，肺部结核约占人体结核病总和的80%。许多其他器官

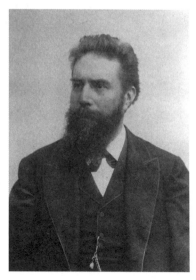

图5-18　威廉·康拉德·伦琴

结核病的成因也是结核分枝杆菌由肺出发，继发感染，因此肺结核可谓是人体结核病的"大本营"。肺结核大多经呼吸道感染，结核患者在咳嗽、打喷嚏甚至高声说笑时所喷出的飞沫中都可能含有结核分枝杆菌，痰液中的结核分枝杆菌干燥后随尘埃飘起而被人吸入也是可能的感染途径。

1943年，美国微生物学家赛尔曼·A·瓦克斯曼（Selman Abraham Waksman，1888—1973年）（图5-19）从土壤中找到一种霉菌，从中提取了能有效杀灭结核分枝杆菌的链霉素。这是人类第一次找到对付结核病的药物，1952年链霉素

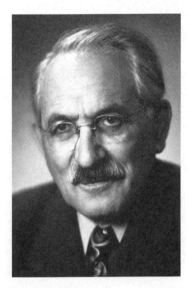

图 5-19　赛尔曼·A·瓦克斯曼

的发现者赛尔曼·A·瓦克斯曼获得了诺贝尔生理学或医学奖。链霉素发现以后不久，20世纪50年代，人们又找到另一种有效抗结核药物——异烟肼，再后来对抗结核的"武器库"中又添加了对氨基水杨酸、利福平等化学药物，古老的结核病一度被人类击退。不幸的是，抗结核战场上取得的成功使人们思想认识进入了一个误区，以为从此"万事大吉"，因而放松了警惕，削弱了预防工作，从而导致自20世纪80年代后期开始，结核病在全球出现死灰复燃之势。据世界卫生组织《2017年全球结核病报告》，2017年全球约有1 000万人感染结核病，

其中160万人因此病死亡。我国大约有5.5亿人受到结核分枝杆菌感染，每年因结核病死亡的人数为13万。我国结核病发病率仅次于印度，居世界第二位，每1 000人中就有5人患结核病。2017年在湖南桃江县第四中学一度暴发结核病聚集性疫情，短时间确诊病例18例，疑似病例7例，附近的职业中专学校报告确诊病例9例，疑似病例3例。这些都说明结核病这一人类的宿敌随时都可能向我们扑来，不容忽视。

令人担忧的是，艾滋病助纣为虐，糖尿病与日俱增，伴随着机体免疫力的受损、血糖升高，结核病便"趁火打劫"，变本加厉地肆虐起来。而且更糟糕的是，一方面，人们曾一度盲目乐观地认为"人类将永远摆脱结核病的困扰"，因而一段时间以来在某些地区的卡介苗的预防接种工作被忽视；另一方面，迄今最能有效预防结核病的卡介苗也因长期应用，保护作用逐渐减弱。看来，人类与结核病的斗争远没到结束的时候。

为了防止结核病的反扑，早在1995年世界卫生组织就推出"结核病控制战略"，其主要策略是重视疫苗接种预防、

控制传染源以及加强监督治疗与合理用药。国际防痨和肺痨联合会与世界卫生组织提出将每年的 3 月 24 日定为"世界结核病日"，因为正是在这一天德国细菌学家科赫宣布发现了结核分枝杆菌。

我国在防痨事业中做出了不懈的努力，不仅对结核患者开展免费治疗，而且提出"开展终结结核行动，共建共享健康中国"的主题口号。我们相信，只要全世界人民都动员起来，投入到抗痨的斗争中去，并且坚持不懈，人类必定能够像消灭天花那样，消灭结核病。

▶ 六、寨卡病毒带来的恐慌

对比古老的结核分枝杆菌，寨卡病毒的确算得上是"突然"冒出来的一种新病毒，人们对它也不太熟悉，它在 21 世纪初给人类带来了恐慌。

人类第一次认识寨卡病毒是在 20 世纪 40 年代。科学家在非洲乌干达研究黄热病时，在寨卡丛林的一只发热的恒河猴体中第一次发现该病毒，因此将其命名为寨卡病毒。病毒发现后不久，科学家就在乌干达及坦桑尼亚人群中分离到寨卡病毒。1954 年在尼日利亚出现了第一例人类感染寨卡病毒病例，但当时并没有引起人们的过多关注。不料，21 世纪初，寨卡病毒却突然在澳洲的波利尼西亚大流行，约有 32 000 人受到感染；并且自 2015 年以来，寨卡病毒疫情又在中南美洲和加勒比海地区传播开来，至今已有 20 多个国家出现感染病例，其中以南美洲的巴西最为严重，短短 8 个月内就有 150 万人感染。2016 年 1 月 1 日，世界卫生组织宣布在巴西出生的婴儿患有天生缺陷的人数激增，尤其是一种被称为小头畸形的缺陷与寨卡病毒感染有关，一时间寨卡病毒引起了全世界的惊恐与关注。

据英国《每日邮报》2016 年 2 月的一篇报道，巴西伯南布哥州的戈亚纳堪称寨卡病毒感染最严重的地方，寨卡病毒感染率居世界之首。戈亚纳共有 7.8 万居民，当时超过半数居民已经感染了寨卡病毒，大部分人都生活在恶劣的环境下，每天多达 500 名新感染者被送到早已拥挤不堪的医院中。当时这里已经有 27 名婴儿出生时患有小头畸形，另有 12 名孕妇所怀胎儿也患有小头畸形。这个鲜为人知的贫困小城里，污水横流、垃圾遍地，正是携带寨卡病毒的蚊子最理想的滋生地，已被称为"寨卡城"（图 5-20），成为全球关注的寨卡疫情中心。你知道吗？由于寨卡病毒在巴西大范围暴发，为了确保公众安全，2016 年的巴西里约奥运会，差点被延期或另选他地举办。

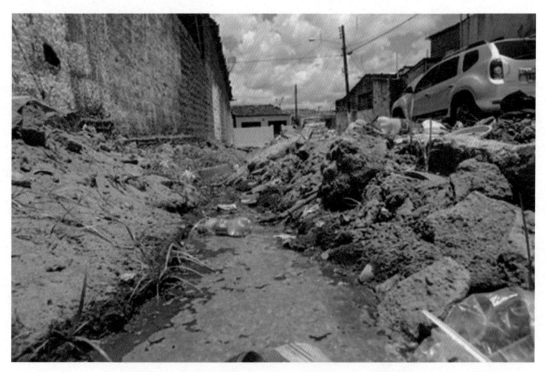

图 5-20　巴西伯南布哥州的戈亚纳被称为"寨卡城"

那么，让我们来认识一下寨卡病毒。寨卡病毒属于黄病毒科，与西尼罗病毒、乙型脑炎病毒、登革病毒同归于黄病毒属，为单股正链 RNA 病毒，直径约 20 纳米。但迄今尚未将它列入出血热病毒，也未列入生物战剂。人们对寨卡病毒的自然宿主的研究也尚未明确，比较肯定的是恒河猴是病毒的主要中间宿主，并且人们还十分肯定该病毒是经由一种被称为埃及伊蚊的蚊子来传播的,所以属于虫媒病毒。科学家在研究时发现,寨卡病毒的传播往往与另一种切昆贡亚病毒"结伴而行",而且这两种病毒都是由埃及伊蚊(图5-21)所携带的。更令人惊奇的是,当切昆贡亚病毒由西到东蔓延时,寨卡病毒也随之"形影而来"。

由此可见,如果说病毒是元凶,那么埃及伊蚊则是"帮凶"。世界上有3 000多种蚊子,其中最常见的3个属,分别是伊蚊、按蚊和库蚊。伊蚊俗称"花蚊王",分布于全世界,中国有100余种伊蚊。伊蚊喜欢在小型积水处滋生,我们人类生活社区废弃的缸、盆、桶、碗内,甚至废弃的轮胎,以及树洞、石穴等处,都是伊蚊滋生与躲藏的地方。雄蚊一般不吸血,而雌蚊会吸血,十分凶猛,一般白天行动,近黄昏和早晨是叮人高峰期,除吸人血外,也会叮咬牛、马,甚至鸟类。当一只雌伊蚊叮咬过寨卡患者或寨卡病毒携带者后,再继续叮咬第二个人,则可能把病毒传染给后者。

除埃及伊蚊之外,寨卡病毒跟前面我们提到的引起艾滋病的人类免疫缺陷病毒一样,也可通过母婴传播、血液传播和性传播。虽然在患者的尿液和唾液中也能检测到

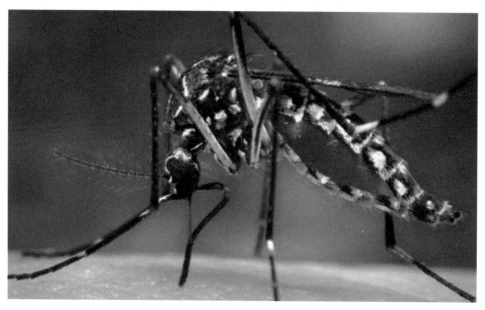

图 5-21 埃及伊蚊

寨卡病毒，但迄今为止还没有证据能证明尿液和唾液可以传播病毒和造成感染。目前有证据显示，寨卡病毒在人类血液中可停留1周左右，在精液中可以存活2周左右。

跟其他病原体一样，寨卡病毒感染人后，不是所有的人都会发病。因为我们机体的免疫系统能把很多病毒清除，但也有一些病毒潜伏下来。据科学家的统计，大约只有20%的人会出现症状，常见有低热、皮肤出现斑丘疹、结膜炎、眼眶痛、肌肉痛、手足小关节疼痛。少数人还可出现胃肠道症状，包括恶心、呕吐、腹痛等，通常这些症状持续一周左右消失。少数感染者还可能伴发一种格林巴利综合征，这是一种罕见的神经系统自身免疫性疾病，患者肌肉力量减弱，疼痛敏感性降低，出现戴手套和穿袜子的感觉，甚至短暂的麻痹，一般持续数天后消失，并逐渐恢复。

其实人们对寨卡病毒感到惊恐，主要是因为发现被病毒感染后或流行期间，孕妇会产下一种小头畸形的婴儿。所谓小头畸形是因为婴儿脑发育不良，头颅小于正常婴儿，甚至导致婴儿死亡。而

之所以会如此，主要是因囟门提早闭合所致，所以头部形态异常，多见头顶小而尖、前额窄、枕部平等特征。在寨卡病毒感染暴发前的2014年，巴西小头畸形病例不到150例。然而，从2015年10月至今，报道的小头畸形的病例激增，已经超过4 700例。除流行病学调查之外，科学家已在死亡患儿大脑组织中发现了寨卡病毒，而且，在妈妈的胎盘和羊水中也检测到了寨卡病毒。此外，我国科学家也证实，寨卡病毒可以在小鼠脑中快速复制，并感染神经干细胞，造成神经干细胞的增殖和分化异常，以及神经元的大量死亡，最终导致大脑皮质变薄及小头畸形的形成。这些研究成果为寨卡病毒感染与小头畸形的关联提供了最直接的证据。

虽然对于寨卡病毒的感染，目前尚无特效的抗病毒药物，但是你想想，除寨卡病毒感染孕妇与小头畸形婴儿有关外，事实上大多数感染者的病情都不是太严重，因此一般只需要进行对症治疗，缓解症状，再加上充分休息，补充足够的水分，都会凭借我们自身的免疫力自愈，所以大家真的没有必要十分恐慌。

因为没有特效药，所以现阶段对付寨卡病毒感染最主要的措施是预防。对于我们每一个人来说，最直接有效的预防措施就是避免蚊虫叮咬。因为埃及伊蚊是传播寨卡病毒的媒介，为此，控制了埃及伊蚊，就切断了传播途径。因此在病毒流行期间，我们一般不要去疫情区，尤其是怀孕的女性。如果非去不可，一定要注意防蚊：穿上包裹严实的衣服，减少暴露部位，或在暴露部位涂抹防蚊剂，蚊帐也是不可或缺的。当然，你可能要问了，别处的人可以避免去疫情区，那么对于处于疫情区的人们来说，怎样才能有效预防寨卡病毒感染呢？跟曾经的天花一样，有效的疫苗接种仍然是根除疾病的唯一方法。但是当前人们尚未成功研发出寨卡病毒疫苗，目前中国科学家已从首例输入性寨卡病毒感染患者的尿液中提取了病毒样本，并已成功完成了病毒全基因组测序。这一成果将为接下来病毒的溯源进化、诊断试剂、疫苗研发以及疫情防控提供坚实的基础。

▶ 七、一种没有遗传物质的神秘病毒

大家可能都知道，生物的遗传物质是脱氧核糖核酸（DNA）和核糖核酸（RNA）。提起五花八门的病毒，不管它们长成什么样，我们也都可以依据位于病毒粒子中心的遗传物质是 DNA 还是 RNA 而将之分为 DNA 病毒和 RNA 病毒。核酸物质对于生命体非常重要，对于病毒也是如此，它可以表达出病毒所需要的所有结构蛋白，组装成新的完整病毒粒子。核酸物质一度被认为是包括病毒在内一切生物不可或缺的，但事实真的如此吗？

18 世纪初，美利奴绵羊出现了一种可怕的羊瘙痒症。似乎有人给羊施了法术一样，折磨它们敏感的神经末梢，使它们奇痒难忍，就只能对着粗糙的树干和石头拼命摩擦，甚至用嘴狠咬皮肤，直到身上的毛都脱落了。更有甚者，这

些羊逐渐丧失协调性，站立不稳，烦躁不安，最终多因瘫痪于 3 个月内死亡。当时牧羊人找遍了所有的兽医也找不到病因。后来，1947 年人们又发现了一种水貂脑软化病，其症状与羊瘙痒症相似。以后又陆续发现了马和鹿的慢性消瘦病（萎缩病）、猫的海绵状脑病，患病动物都是逐渐失去协调性，走路晃晃悠悠，站都站不稳，最后瘫痪，甚至死亡。

科学家一直都在努力寻找这些神秘疾病产生的原因。1936 年人们将患羊瘙痒症的羊的脊髓制成匀浆，将其注射到健康羊体内，结果导致后者发病，证实羊瘙痒症为一种传染性疾病。1966 年，英国科学家阿尔卑斯用放射线处理病羊的 DNA 和 RNA，发现其组织匀浆仍有感染性，因此推断羊瘙痒症的致病因子并非核酸 DNA 或 RNA，可能是蛋白质。但是由于这种推断不符合当时人们的一般认识，也缺乏有力的实验支持，因而没有得到认同，甚至被视为异端邪说。

美国加州大学旧金山分校的动物病毒学家斯坦利·普鲁西纳（Stanley Prusiner，1942—　　）（图 5-22）第一次通过实验，向人们揭开了这些致病性

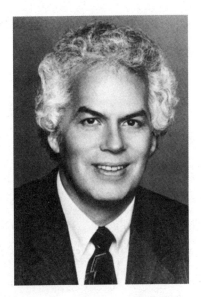

图 5-22　斯坦利·普鲁西纳

蛋白质的神秘面纱。他于 1982 年发现了一种新型的生物，大量实验研究表明，它是一组至今不能查到任何核酸，分子量在 2.7 万～3 万的蛋白质颗粒。它们住在动物的脑子里，逐渐聚集成淀粉状，使神经元发生海绵状变性，从而使宿主出现不同程度的抽搐、瘫痪等症状。令人惊奇的是，即使是令所有蛋白质闻风丧胆的蛋白酶也无法识别这些异常蛋白分子而将其消化分解；而且正常的蛋白质遇到了它们，就轻而易举地被同化了，因此传染性极强，无懈可击的层层防御机制对它们也不起作用。普鲁西纳将它们命名为"朊蛋白"，或叫作

"朊病毒"（图 5-23）。普鲁西纳经过多年的研究，终于初步搞清了引起羊瘙痒症的病原体，即"朊病毒"的一些特点。1997 年，他被授予诺贝尔生理学或医学奖。

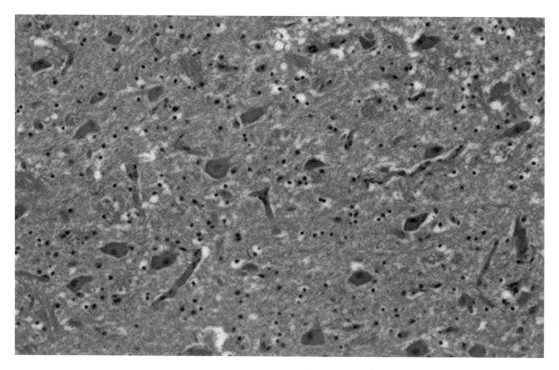

图 5-23　朊病毒

1986 年春天在英国迅速蔓延的疯牛病，一时间让人们"谈牛色变"（图 5-24）。在英国东南部一个名为阿福什德的小镇，一个农场内有一名养牛工人发现其饲养的牛群中有一头牛行为异常，走路左摇右晃，整天无精打采，有时则烦躁不安。后来他发现其他 4 头牛也出现了类似的情况，最后其中一头牛口吐白沫，倒地死亡。由于这些患病的牛的样子像是疯了一样，于是这种病被人们称为疯牛病。不幸的是自阿福什德发现第一例疯牛病之后，该疾病在英国迅速流行起来。接着，法国、德国、葡萄牙、爱尔兰以及瑞士也相继发现疯牛病。直到 21 世纪初，据英国农业和渔业部以及国际流行病学组织调查，全球共发现患疯牛病的牛 185 874 头，其中英国发现 182 581 头。

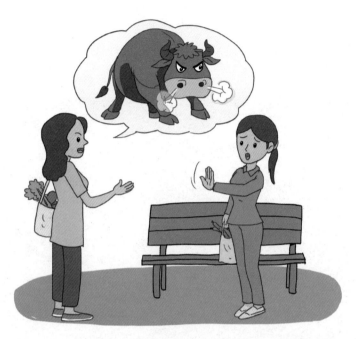

图 5-24　"谈牛色变"的人们

　　由于一些英国的农场主将病死的牛屠宰，又把病牛的内脏制成粉剂加入牛饲料中，饲养原本吃植物的菜牛，病毒开始变异，进而大范围地传播。虽然人类采取了各种严格的防护措施，但是 21 世纪以来，从英国和西欧一些国家，仍不时传来关于疯牛病的报道，甚至日本也有疯牛病的报道。美国也曾出现疯牛病疫情。另外，据动物卫生组织消息，2017 年 7 月在美国阿拉巴马州佩里县出现牛海绵状脑病的疫情。所幸的是我国制订了严格的疯牛病监测与流行病学调查计划，迄今为止，我国还没有疯牛病的报道。

　　其实，比牛吃牛更可怕的是人吃人，而且是人吃死尸。在南太平洋西部，有一个由大大小小 600 多个岛屿组成的美丽岛国。它西与印度尼西亚相接，南隔托雷斯海峡，与珊瑚海和澳大利亚相望，这就是巴布亚新几内亚。这里大部分岛屿的气候属热带雨林气候，这里聚集着许多民族，主要有美拉尼西亚人和巴布亚人，也有少数华人。巴布亚新几内亚不同民族有不同的风俗习惯与文化传统，其中居住于东部福禄山区的福禄人还处于原始社会,他们有一种极不良的风俗习惯:在传统的宗教仪式上,将死者的头颅割开,祭祀者将死者的脑髓吃掉,或生吞死者的肌肉。直至 2012 年,还有食人族吃掉巫师大脑,吸干其血液的报道,他们认为这样是对亲人的哀悼与尊敬,同时也可让自己身体更强健。

20 世纪 50 年代,一支以美国医生和病毒学家丹尼尔·卡尔顿·盖杜谢克（Daniel Carleton Gajdusek，1923—2008 年）（图 5-25）为首的科学家队伍来到巴布亚新几内亚考察。他们惊奇地发现,福禄人部落中流行一种被当地土著人称为"库鲁"的笑死病的疾患。疾病多以关节痛、头痛、乏力、体质下降开始,继而发生行走困难、手脚颤抖,直至发展为肌肉抽搐、不能站立、语言障碍与记忆丧失等症状。多数患者因长期卧床,并发压疮（即压力性溃疡或称褥疮）、感染或肺炎。大部分患者在发病的 6 ～ 12 个月内死亡,有的患者存活时间还会更短,存活 5 年者极少见。为什么会叫笑死病呢?因为患者大脑发生病理改变,会不时发出莫名其妙的笑声,而"库鲁"

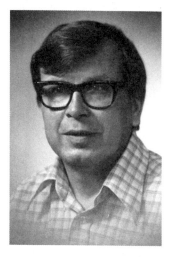

图 5-25　丹尼尔·卡尔顿·盖杜谢克

就是颤抖的意思。盖杜谢克敏锐地将库鲁病与该部落的宗教习俗联系了起来。科考队对库鲁病进行直接的临床、病理以及流行病学研究,他们最终发现若用病变组织,尤其是死者的脑组织接种于其他动物,动物也可以发生库鲁病,从而初步揭开了库鲁病的传播之谜。

福禄人部落原有 160 个村落,35 000 多人,疾病流行期间 80% 的人皆患此病,使整个部落都陷入危亡。1960 年,在世界卫生组织倡导和巴布亚新几内亚政府干预下,福禄人部落改变了一些落后的风俗习惯,废除了剖开死者头颅用作祭奠的礼仪,禁止食用人脑和人肉。自此,库鲁病的发病率逐年下降,至今已极少发生。这些正是归功于盖杜谢克的先驱工作，因此 1976 年他被授予诺贝尔生理学或医学奖。虽然盖杜谢克证明了库鲁病与吃人脑或吃人肉有关，但当时其真正的病原体是什么仍不清楚。

除巴布亚新几内亚的库鲁病外，如果人食用了被疯牛病污染了的牛肉、牛脊髓，也有可能染上一种致命的疾病，也就是人患的疯牛病。其典型临床症状为痴呆或神经错乱，视觉模糊，平衡障碍，肌肉收缩等，最终患者会因精神错乱而死亡。德国神经科学家克罗伊茨费尔特（Creutzfeldt）和另一位神经病学家雅各布（Jakob）观察到死者的脑组织中产生许多小孔，呈现出"海绵状"的外观。病理切片检查显示，脑细胞出现空泡化而坏死，还有许多纤维细胞增生，形成斑块。最终该病以两人的姓氏命名为克罗伊茨费尔特-雅各布病，也就是目前为人们更熟知的简称克-雅病（CJD）。克-雅病的全球年发病率为 0.2/100 万，10% ～ 12% 的病例有家族史，此外，该病主要累及中年或老年人，以 55 ～ 65 岁者居多。大多数克-雅病患者可能不发病，可一旦发病将在发病后的 6 ～ 12 个月死亡，有的存活时间更短，发病后存活 5 年或 5 年以上者极少。患者最终的死亡原因大多是感染或器官衰竭，机体有多个器官功能丧失，尤其是重要器官衰竭，如心脏衰竭、肾衰竭，此时患者几乎 100% 死亡。我国郭玉璞教授最早于 1986 年报道过 2 例亚急性海绵状脑病病例，另据报道我国 2015 年诊断出克-雅病 134 例。

这么看来，这种没有遗传物质，本身具有传染性的，可致病的，错误折叠的，以生物的脑海绵体为温床的朊病毒真的是太可怕了，它们是导致羊瘙痒症、疯牛病、人的库鲁病和克-雅病的元凶。另外，阿尔茨海默病、帕金森病、亨廷顿舞蹈症等，也似乎与它们有着千丝万缕的联系。2005 年，人类发明了一种叫作"蛋白质错误折叠循环扩增"的技术，可以在体外大量扩增朊病毒，这让躲藏了很久的朊病毒终于在众目睽睽下，灰溜溜地登上了台面。科学家们为了消灭朊病毒想了很多办法，但是目前只有强的蛋白变性剂可以杀灭它们，例如苯酚。当然了，如果用酒精喷灯 1 000 摄氏度直接烧的话，也是可以的。只不过在这么高的温度下，任何有机物都难以生存，与宿主同归于尽大概是朊病毒穷凶极恶的本来面貌。

随着科学家对朊病毒的深入研究，人们逐渐发现，并不是所有的朊病毒都是危险的。事实是朊病毒存在于很多植物和动物中，还有一些朊病毒可能会为寄主带来一些好处。所以，我们并不用那么害怕朊病毒，每个物种在表现极强势的一方面时也必然会存在漏洞。朊病毒的传播速度和致病能力极度有限，感染过程也非常缓慢。想想也是，如果它们真的没有天敌，那么地球上其他生物肯定早就灭绝了。

▶ 八、生物战剂是和平世界的威胁

生物战剂是指能在人类或动植物机体内繁殖并引起大规模疾病的微生物。应用生物战剂来达到军事目的的作战称为"生物战"。众所周知，生物战剂中最重要的就是细菌。目前，作为现代生物战剂的病原体微生物及毒素得到公认的已有六大类，共有20～30种，分为细菌类、病毒类、立克次氏体类、衣原体类、真菌类、毒素类。

历史上，科学家致力于研究以人类和动物为宿生的细菌和病毒的机制，本来是为了减少或预防疾病，但现在这些研究成果很容易被另作他图，发展出更为强大的生物武器。这些生物毒剂包括鼠疫菌、炭疽杆菌、天花病毒或出血热病毒（HFV）等。生物战剂和生物战是和平世界的严重威胁。

历史上有记载的各种恶毒的生物战的例子数不胜数。18世纪的欧洲人正在北美开疆扩土，英国人想着使用天花来"消除"北美的土著印地安人，便故意将天花患者曾经使用过的毛毯和手绢散发或留弃到北美的印地安人部落里。这直接导致了天花在俄亥俄河谷的印第安人部落中暴发并流行。在第二次世界大战中，最臭名昭著的例子莫过于日本的石井四郎所领导的731部队及研究所。在中国东北的范平县，日本731部队建立了一个由150座建筑物和5 000名研究人员构成的细菌战大本营。1932—1945年，仅通过活体实验死在日本731部队魔掌下的中国军民就达到10 000

人以上。他们还曾经在中国的 11 个城市进行过大规模的实地细菌战试验，其中通过飞机播撒的带菌跳蚤每次竟超过 1 500 万只！盟军在第二次世界大战中也曾进行过进攻性生物武器的研究。曾在 2001 年给美国人留下深刻记忆的炭疽杆菌，其实早在 20 世纪 40 年代，就在战时的战争储备署主导下进行过研究。只不过当时研制的炭疽弹，因为安全措施不力，难以大规模投入生产。但是第二次世界大战期间，后方已经为美军装配了 5 000 枚含有炭疽芽孢的细菌弹。

在众多的生物武器中，病毒也是常用的生物战剂之一，其中尤以出血热病毒更为常用。目前用于生物战剂的出血热病毒有 4 个不同的病毒种，即线状病毒科、沙粒病毒科、布尼雅病毒科和黄病毒科。近年来频频出现或"突然"出现并引起人们一度惊恐的病毒包括汉坦病毒和埃博拉病毒。

汉坦病毒又称肾综合征出血热病毒（图 5-26），1981 年由韩国病毒学家李镐汪从黑线姬鼠及患者体内分离得到，因其实验基地位于汉坦河附近，因此，该病毒被命

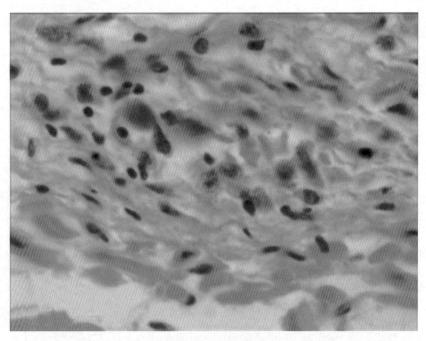

图 5-26　汉坦病毒

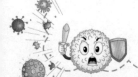

名为汉坦病毒。我国也于同年分离到相似的出血热病毒，并且在人胚胎肺细胞培养中观察到病毒形态及繁殖方式。该病毒呈圆形或椭圆形，直径平均 100～120 nm，核酸类型为单股 RNA，病毒最外层有包膜，包膜表面有刺突。黑线姬鼠对该病毒极为敏感，是它的自然宿主，近年发现家兔、猴、狒狒、长爪沙鼠对汉坦病毒也很敏感。

汉坦病毒主要引起两类疾病：一种是汉坦病毒肺综合征（HPS）；另一种是汉坦病毒肾综合征出血热（HFRS）。前者主要流行于美国，在阿根廷、巴西、巴拉圭、玻利维亚以及德国也发现了病例。携带病毒的啮齿动物通过粪便、唾液和尿液将病毒传播给人类。如果它们的粪便被搅动，汉坦病毒颗粒就会进入空气中，人们在呼吸的时候，病毒就会通过呼吸道到达人体肺部并造成感染。患者主要临床表现为发热、头痛等前期症状，并在之后出现以非心源性肺水肿和高病死率为特征的急性呼吸衰竭。后者即为中国常见的肾综合征出血热，又叫作流行性出血热，患者以发热、出血、充血、低血压休克及肾脏损害为主要临床表现，肾脏是早期原发性损伤器官。

据报道，2018 年年底，我国陕西西安医学高等专科学校一名学生发热死亡，医院诊断其患流行性出血热。工作人员介绍，该学校所在的户县为出血热的老疫区，该区域一直有出血热病例报告，数量与其他地方相比较多，而该校宿舍里有老鼠出没（图 5-27）。由于目前缺乏有效治疗药物，与治疗相比，预防工作就显得格外重要。在疫区，在鼠类繁殖高峰前应采取高效灭鼠措施，要严密控制鼠类活动，尽量避免鼠类侵袭人类

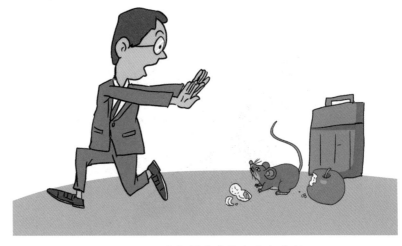

图 5-27　流行性出血热与老鼠有关

居住区。同时还要开展灭螨活动，以杜绝传染源。流行性出血热疫苗是预防流行性出血热的主要手段之一，当前国内外研制成功的疫苗主要有两类，即细胞培养灭活疫苗和纯化鼠脑疫苗。通过注射出血热疫苗能够防止疫情蔓延。

那么，流行性出血热是以鼠类为主要传染源的一种传染病，这与我们常听说的"鼠疫"是一回事吗？答案是否定的。鼠疫和流行性出血热都与老鼠有关，但它们是两种完全不同的传染病。其最大区别在于病因，引起这两种传染病的病原体不同。鼠疫的病原体是细菌——鼠疫菌，而流行性出血热的病原体是病毒——汉坦病毒。病原体不同就决定了治疗对策不同。一般来说致病细菌多用抗菌药物（抗生素）杀灭它们，而抗菌药物对病毒性疾病无效。

1967年，德国马尔堡市的一家制药厂从非洲进口猴子用于生产疫苗。有一次，猴群中出现了流血至死的现象。紧接着，制药厂的工人开始患病，短短7天时间，患者就会高热、喷血并很快死亡。整个马尔堡市最终31人感染，7人喷血而亡。即使没有死亡，感染者也犹如经历过核辐射，全身组织受损，七窍流血。人们从马尔堡的疫情中发现了一种可怕的线状病毒，将之命名为"马尔堡病毒"，这是人类发现的第一种线状病毒。

1980年的初始，一个法国人和其女友一起来到了肯尼亚埃尔贡山国家公园，走进了一个叫作奇塔姆洞的岩洞。这是一个天然形成的洞穴，也是许多野生动物的出没地，洞壁上挂满了果蝠（图5-28）。就在他们离开奇塔姆洞后的第7天，这个法国人出现了头痛、背痛和眼珠痛的症状。到第10天，症状进一步恶化，高热、呕吐，面部肌肉变得

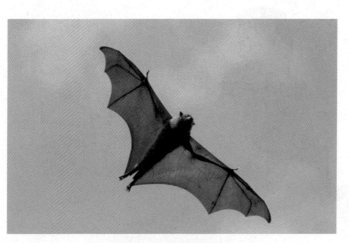

图5-28　果蝠

麻痹，眼球几乎呈鲜红色，皮肤出现大量红斑，整个人看起来变得十分呆滞。抵达内罗毕医院后不久，他呕吐出大量黑色凝固血液，并很快陷入了昏迷。穆索凯医生为患者进行喉镜检查，因为检查时有血液喷溅到了他的口腔与眼睛里，不久他也开始发热，眼球变红，紧接着肝脏开始肿胀，流血不止，处于濒死状态。穆索凯医生的血清被送往美国亚特兰大的疾控中心，最后被检测出马尔堡病毒。但幸运的是，内罗毕医院并没有暴发疫情，穆索凯医生也逐渐好转。

马尔堡病毒只是线状病毒家族里最温柔的一个，埃博拉病毒是最凶狠的一个。埃博拉是刚果（金）北部一条河流的名字。1976 年，一种不知名的病毒光顾这里。恩扎拉镇上的一位普通工人悄然去世。他死亡的时候，全身都在淌血，让人百思不解。没过几天，死者身边的人也相继死去，同样全身流血。然后，一种恐怖的致命瘟疫开始疯狂地虐杀埃博拉河沿岸 55 个村庄的百姓，致使数百人丧生，有的家庭甚至无一人幸免。人们不知道往哪里逃亡，而医院已经装满了死人。但是诡异的是，死亡率与传染性如此之高的疫情，并没有突破苏丹，一口气穿越埃及，走向欧洲，而是突然地暴发，又偷偷地平息下去，就好像只是一个小镇上的一场地震，整个世界都来不及知晓就已经停止了。而导致这场瘟疫的元凶就是埃博拉病毒。时隔 3 年，埃博拉病毒又肆虐苏丹，一时尸横遍野。在全人类都陷入恐慌之时，毫无征兆，埃博拉病毒又突然神秘地销声匿迹。这种病毒的突然出现和消失，已经成了世界之谜。在它隐身了 15 年之后，1994 年埃博拉病毒卷土重来，再次袭击了非洲大陆。2018 年在刚果（金）又再一次暴发。

埃博拉病毒的形状在电子显微镜下宛如中国古代的"如意"（图 5-29）。但是你可千万别被它美丽的外表所迷惑，它其实是一种能引起人类和灵长类动物产生埃博拉出血热的烈性传染病病毒，有很高的致死率，致死率在 50%～90% 之间，致死原因主要为中风、心肌梗死、低血容量休克或多发性器官衰竭。由于埃博拉病毒致死率极高，因此被认为是最可怕的威胁公共安全、健康的潜在生物战剂。

到底埃博拉病毒有多么可怕呢？国际上根据研究微生物的实验室的密封程度，将

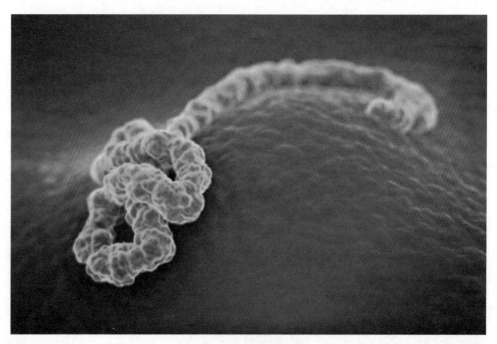

图 5-29　埃博拉病毒

实验室分为 4 个生物安全等级。1 ～ 3 级针对的微生物都具有预防治疗的方法，4 级实验室主要针对还没有预防治疗方法的微生物。埃博拉病毒就是一种"享用" 4 级防护的病毒，而艾滋病病毒、SARS 病毒也只属于 3 级。令人谈之色变的艾滋病病毒传播力实际上并不算强悍，它不会通过空气传播，跟艾滋病患者面对面坐着，不戴口罩也能相安无事。并且艾滋病还有较长的潜伏期。对埃博拉病毒而言，艾滋病病毒就像是一个入门级的幼儿，动作慢，反应也慢。如果说艾滋病病毒犹如慢火煮青蛙，那么埃博拉病毒就快如闪电。它能在人体内凶猛生长，迅速杀死宿主，并在宿主生命结束后，迅速瓦解融化内脏器官，并慢慢地将它们分解成黏液。患者全身皮肤的每一个毛孔都能渗血，包括眼球，每一滴血液里都长满了新的病毒。

埃博拉病毒的传播途径主要是通过感染者的血液、排泄物、分泌物及与受到污染的物品接触传播，目前，还没有充分的证据证明埃博拉病毒会通过空气在人与人之间传播。即便如此，也足以让世界颤抖。埃博拉病毒的宿主很多，包括人、猴、大猩猩、黑猩猩、豚鼠、仓鼠等，大多数科学家认为其原始宿主为果蝠。

无可否认，埃博拉病毒有着快速感染人类和致人死亡的能力，除了病原体源头防控，疫苗研制无疑是最重要、最有效的措施。经过全世界科学家的努力，世界卫生组织于2016年年底宣布，由加拿大公共卫生局研发的疫苗可实现高效防护埃博拉病毒。生产疫苗的美国默沙东公司已经获得美国和欧盟方面的一些资格认证，这有利于相关监管机构加快审核这种新疫苗，使其尽快投入应用。尽管这项成果来得有点晚，许多人已经在西非埃博拉疫情中失去生命，但这至少能保证下一次埃博拉疫情袭来时，人们不会束手无策。

本章知识点小结

不论是古老的结核分枝杆菌、冠状病毒、艾滋病病毒，还是新兴的朊病毒、寨卡病毒、汉坦病毒、马尔堡病毒、埃博拉病毒，地球上的所有生物都自有其智慧。我们一定要学会和它们和平共处。犹如棕熊或者狮子、大象、毒蛇忽然闯入居民区，人们为了自身安全，可能会射杀它们一样，人类硬闯大自然不愿意被触及的领地，也会遭遇大自然的绝地反击。人类应尽早明白，即使是地球上最高等的动物，也不要轻易去跨越那条界线，去打开"潘多拉的魔盒"。那些病原体的终极主人，其实不是蝙蝠，也不是猩猩、猴子，而是地球自己。